有机溶剂中毒
防治手册

主 审 黄金祥

主 编 缪荣明

副主编 丁帮梅 张颖轶 房中华 张 丽

编 委（按姓氏笔画排序）

冯玉超 吉 洁 朱文静 刘移民 许忠杰 苏艺伟

杨志前 杨德一 余 彬 张 程 陈 纠 陈育全

林毓嫱 赵 远 赵 圆 赵道昆 高茜茜 唐侍豪

人民卫生出版社

图书在版编目（CIP）数据

有机溶剂中毒防治手册 / 缪荣明主编 . —北京：
人民卫生出版社，2019

ISBN 978－7－117－27902－4

Ⅰ.①有…　Ⅱ.①缪…　Ⅲ.①有机溶剂－中毒－防治
－手册　Ⅳ.① R595.9－62

中国版本图书馆 CIP 数据核字（2019）第 009400 号

| 人卫智网 | www.ipmph.com | 医学教育、学术、考试、健康，购书智慧智能综合服务平台 |
| 人卫官网 | www.pmph.com | 人卫官方资讯发布平台 |

有机溶剂中毒防治手册

主　　编：缪荣明
出版发行：人民卫生出版社（中继线 010-59780011）
地　　址：北京市朝阳区潘家园南里 19 号
邮　　编：100021
E - mail：pmph @ pmph.com
购书热线：010-59787592　010-59787584　010-65264830
印　　刷：河北新华第一印刷有限责任公司
经　　销：新华书店
开　　本：710×1000　1/16　印张：7
字　　数：129 千字
版　　次：2019 年 2 月第 1 版　2019 年 2 月第 1 版第 1 次印刷
标准书号：ISBN 978-7-117-27902-4
定　　价：25.00 元

打击盗版举报电话：010-59787491　E-mail：WQ @ pmph.com
（凡属印装质量问题请与本社市场营销中心联系退换）

前　言

有机溶剂种类甚多，自19世纪40年代生产使用以来已超过3万多种。作为基本化工原料，有机溶剂广泛应用于化工合成、电气制造、电子通信、建筑、印刷、制药、农业杀虫剂和除草剂生产等多个领域。

我国于20世纪80年代经济高速发展以来，已成为有机溶剂的生产和消费大国。随之而来的，是从业人口的快速增加和日益凸显的职业卫生问题，职业性有机溶剂中毒事件屡屡发生，典型的有河北省高碑店白沟镇箱包制造业的苯中毒事件、苏州发生的毒苹果事件（正己烷中毒）和广州发生的毒胶水事件（1，2-二氯乙烷中毒）等。在经济发达的广东省，因接触有机溶剂引发的职业危害事故约占90%，广东省的职业病谱已由尘肺病、重金属中毒等传统职业病转变为有机溶剂中毒、尘肺病、噪声及振动引起的职业病。

国内外毒理学研究和职业病临床研究表明，许多有机溶剂可引起神经系统损害，表现为中毒性脑病和多发性周围神经病，也可引起肝、肾损害和造血功能障碍。吸入某些有机溶剂可引起呼吸系统疾患，如化学性气管炎、支气管炎、肺炎和肺水肿。某些有机溶剂具有致畸、致突变和致癌作用。国内以慢性苯中毒、慢性正己烷中毒、亚急性1，2-二氯乙烷中毒、急性或亚急性二甲基甲酰胺中毒和三氯乙烯所致药疹样皮炎最为多见。

为普及和提高有机溶剂中毒的预防控制知识水平，2005年江朝强和刘移民主编出版了《有机溶剂中毒预防指南》，2007年张维森和江朝强主编出版了《有机溶剂职业病危害防护实用指南》。但近10多年来国内未再有新的专著出版，已不能适应日新月异的形势，不能满足职业病防治工作的需求。因此，我们组织有关专家和专业人士在参考了大量近年有机溶剂中毒临床诊断治疗资料和科研成果的基础上，编写了这本内容较全面、实用性强的《有机溶剂中毒防治手册》。

本书共三章。第一章介绍了有机溶剂的基本概念、对人体健康的影响、中毒的诊断和处理、接触者的健康监护以及预防原则。第二章介绍了常见有机溶剂的理化特性、接触机会、中毒的临床表现、诊断和处理。第三章介绍了有机溶剂职业危害的防护。

编写本书的宗旨是满足广大医疗卫生人员实际工作的需要，为职业病科、急诊科、内科医生奉献一本实用的专业书籍，也可供职业卫生监督、劳动安全、社会保障和应急管理工作者参考。

由于作者水平所限，难免存在不足，敬请广大读者指正和提出宝贵意见。

缪荣明

2018 年 7 月

目　录

第一章

总　论

第一节　有机溶剂的基本概念

一、有机溶剂的定义

溶剂是指能够溶解另一种物质的液体，这种液体被用来悬浮或改变另一种物质的物理性质，而在化学组成上不发生任何变化。如果这种液体是由碳氢化合物组成的就称为有机溶剂，而水、液氨、液态金属等称为无机溶剂。

二、有机溶剂的分类

按照有机溶剂不同的特点、理化性质、工业用途，或者化学组成，有机溶剂可被分为不同的类别。例如，按有机溶剂的极性划分，有机溶剂可分为极性溶剂（如乙醇、丙酮等）和非极性溶剂（如甲醇等）；按照沸点划分，可分为中沸点溶剂（如丁醇等）和高沸点溶剂（如环己醇等）；按毒性作用划分，可分为刺激性、腐蚀性、窒息性、麻醉性、溶血性、致敏性、致癌性、致突变性等；按损害的靶器官划分，可分为神经毒性、血液毒性、肝脏毒性、肾脏毒性和全身毒性等。有的有机溶剂具有一种毒性作用，有的具有多种毒性作用或全身性作用。不过，从中毒防治的角度来讲，按化学组成分类比较切合实际，可分为脂肪烃、芳香烃、卤代烃、醇、二醇及其衍生物、醛、酸、酯、酮、醚、缩醛、含氮化合物和含硫化合物等。

三、有机溶剂的应用

有机溶剂应用很广，使用量大，从 19 世纪 40 年代开始用于工业生产以

1

来，有机溶剂的种类已超过 30000 种。工业生产和日常生活大量使用有机溶剂，几乎可以说每个人都在不同程度地接触有机溶剂。根据有关资料，目前常用的有机溶剂约有几百种，主要应用如下。

1. 涂料工业 涂料工业使用有机溶剂非常普遍，占涂料使用材料约 50%，包括天然性油性涂料、合成树脂涂料、纤维素类涂料、脱漆剂使用的涂料以及涂料本身所需的有各种溶解能力的有机溶剂。

2. 油酯与医药工业 在油酯工业中利用有机溶剂从油酯原料中将油酯萃取、精制，以促使油酯成分高度利用；油酯可以溶解在多种有机溶剂中，一般低级脂肪酸油酯或不饱和程度大的油酯溶解度大。医药工业大量使用有机溶剂通过萃取、浸析、洗涤等方法对药物进行精制。

3. 橡胶工业 天然橡胶（生胶）不溶于水、醇、丙酮和醚类等溶剂，但可在苯、甲苯、二甲苯、四氯化碳等有机溶剂中慢慢溶解，形成胶体溶液；硫化橡胶、合成橡胶都需用有机溶剂进行溶解，有机溶剂在橡胶工业中用途是很广的。

4. 石油工业 有机溶剂在石油工业中主要用于石油烃的精制，如润滑油的精制、柴油机燃料油、煤油及其他特殊油的精制，还可用于芳香烃的萃取精制。

5. 纤维工业 有机溶剂与纤维工业关系密切，例如丁醇、三氯乙烯、四氯化碳等用于棉织品的脱蜡和毛织品的脱酯；乙二醇–丁醚、二甘醇、甘油等用于纺织品的润滑；甘油、乙二醇、甲醇等用于织物涂覆的软化剂及重氮燃料的胶糊等；异丙醇、双丙酮醇用于纺织品的精加工。

6. 重结晶用的有机溶剂 乙炔、乙醇用于重结晶，选用醇类有机溶剂所得的制品纯度高。芳香烃溶剂、卤代烃类溶剂、醚类溶剂、酰类溶剂、酮类溶剂等都可进行重结晶。

7. 洗涤用的有机溶剂 干洗是利用有机溶剂将织物中的油酯萃取，萃取后用离心分离机将萃取液（溶剂）与织物分离，萃取液经蒸馏、脱色后重新使用，目前用于干洗的溶剂主要是石油系溶剂和氯代烃类溶剂。

金属表面的脱脂和除去油污，需要使用有机溶剂如苯、甲苯、三氯乙烯、四氯乙烯等进行脱脂处理，这是金属表面加工前必不可少的环节。

8. 波谱分析使用的有机溶剂 在进行波谱分析测定时，需要有效地使用有机溶剂，进行红外光谱、紫外光谱、核磁共振谱测定时，正确使用有机溶剂，适应测定目的的要求非常重要，若选择有误，由波谱得到的数据资料不准确，导致错误的结论。饱和烃、醇、醚等化合物在近紫外区域不产生吸收，因此，常用于紫外光谱分析。二硫化碳、四氯化碳则常用于红外光谱、核磁共振谱、拉曼光谱分析。

9. 其他 有机溶剂还可作为化学中间体、化学反应载体、黏结剂、防冻液、刹车油等等。

第二节 有机溶剂对人体健康的影响

1. 神经系统 短时间接触高浓度的有机溶剂（苯、甲苯、甲醇、乙醇、三氯乙烯、二氯乙烷等）主要引起中枢神经系统抑制作用，以急性中毒性脑病最为严重，出现不同程度意识障碍、精神障碍、抽搐、自主神经功能紊乱等。长期接触低浓度有机溶剂（汽油、二硫化碳、正己烷、氯丙烯等），则可引起慢性中毒性脑病以及周围神经损害，出现神经行为改变、神经精神症状、智能障碍、肢体远端感觉、运动或腱反射障碍等。

2. 心血管 二硫化碳、三氯乙烯、二氯乙烷、三氯乙烷、四氯乙烷等可引起心血管损害。

3. 肝脏 四氯化碳、二甲基甲酰胺、二甲基乙酰胺、三氯乙烷、三氯甲烷、三氯乙烯等可引起中毒性肝病；氯乙烯可引起肝血管肉瘤。

4. 肾脏 四氯化碳、三氯甲烷、三氯乙烯、乙二醇等可引起中毒性肾病。

5. 肺脏 汽油、煤油、甲醛等可引起吸入性肺炎或化学性肺炎。

6. 血液系统 苯可引起白细胞减少、全血细胞减少、再生障碍性贫血和白血病。

7. 生殖系统 苯、甲苯等可引起女性月经紊乱、流产；乙二醇可致胎儿畸形。

8. 皮肤黏膜 短时间接触某些有机溶剂可引起皮肤黏膜刺激症状，长期接触时可引起皮肤干燥、皲裂、角化和过敏性皮炎。

事实上，许多有机溶剂可产生多系统的损伤，而且使用的有机溶剂绝大部分为混合物，因此，人们可能同时接触多种有机溶剂，引起多系统损伤。

第三节 有机溶剂中毒的诊断

一、病 史

详细采集病史，如起病时间、诱因、疾病加重或缓解因素、与工作关系、治疗经过及疗效等。重点了解疑似有机溶剂中毒靶器官受累的情况。

3

二、职　业　史

职业史包括工种、所在工段、车间、生产工艺、主要设备、操作方法、接触有机溶剂的种类和名称、接触量、每日接触时间、接触工龄，工作场所通风、防护设施状况及个人防护用品使用情况，既往在此工作环境下是否有同工种劳动者发生类似中毒事件，本次发病时有无其他同工种发生相同疾病。

三、现　场　调　查

向用人单位的生产部门、安全技术部门相关负责人、技术人员了解实际接触的有机溶剂的名称、来源、生产方式、防护设备、个体防护用品发放与使用情况，以及历年车间空气中有机溶剂浓度测定资料，包括采样与测定方法、测定结果，同工段、同车间，特别是对同工种劳动者职业健康监护状况。

四、体　格　检　查

做详细系统的体格检查，尤其要注意相关有机溶剂对人体主要靶器官或系统的损害，进行针对性的体检。

五、实　验　室　检　查

测定生物材料（血、尿等）中有机溶剂及其含量。如，急性甲醇中毒时，测定血中甲醇含量；急性甲苯中毒时，测定尿中马尿酸含量；急性三氯乙烯中毒时，测定尿中三氯乙酸含量。检测有机溶剂对机体作用的特殊效应指标，如溴丙烷中毒检测尿中乙酰丙基半胱胺酸，对诊断有重要意义。血尿常规、肝肾功能、心电图、B超、神经－肌电图等临床检查可对有机溶剂损害人体的情况进行评价，有助于诊断及判定疗效。

第四节　有机溶剂中毒的处理

一、清除未被吸收的毒物

1. 经口中毒有机溶剂经口摄入引起中毒，抢救时应尽快清除胃肠道里的毒物，方法包括催吐、洗胃、吸附、导泻、灌肠等。

催吐意识清醒的患者，胃肠内存有有机溶剂时，可在现场及洗胃前进行催吐。但昏迷、吞咽反射消失、惊厥、吞服腐蚀性的有机溶剂和煤油、汽油患者，不要催吐。

洗胃越早越好，一般在摄入有机溶剂 4~6 小时内洗胃效果好。有些有机溶剂吸收及胃排空慢，故即使摄入 12~18 小时仍可洗胃。对于误服有腐蚀性的有机溶剂，患者出现食管静脉曲张、上消化道出血或重症心肺疾病，以及伴有惊厥尚未控制者，一般不能进行洗胃。

吸附常用活性炭放入温开水中搅拌成混悬液，口服或用胃管注入胃内，随后将吸附毒物的活性炭从胃管中吸出，可反复多次进行。

导泻在洗胃和吸附后，灌入导泻剂可使毒物迅速从肠道排出体外。导泻剂可在洗胃后从胃管中注入胃内。

灌肠后如果导泻无效，可进行反复多次灌肠，促使毒物从肠道排出。

2. 经皮肤吸收中毒　许多有机溶剂可经皮肤吸收而产生急性中毒，对经皮吸收产生急性中毒者，应立即脱去衣物，对污染的皮肤用清水、肥皂水或碳酸氢钠溶液进行反复冲洗，尤其是毛发、指甲和皮肤皱褶处要清洗彻底，头部污染时要在清洗前剪掉头发。不要用热水清洗，热水会扩张表面毛细血管，加快有机溶剂吸收。有些毒物遇水可能会发生反应而加重损害，故应先擦拭干净后再作清洗。

二、排除已吸收到血的毒物

1. 利尿排毒　在患者肾功能损害不严重，以及引起中毒的有机溶剂及其代谢物可经肾脏排泄，并随尿量的增加而加速排泄的情况下，可进行利尿排毒。利尿方法包括使用利尿剂及口服或静脉足量补液，以便增加尿量，稀释血中毒物的浓度。

2. 血液净化　血液净化对一些严重中毒的患者常常能起到起死回生的效果。目前常用的方法包括血液透析、血液滤过、血液灌流、腹膜透析、血浆置换和分子吸附循环系统。

三、特异性解毒剂

有机溶剂中毒的特异性解毒剂不多，比较肯定的是对苯胺、硝基苯胺中毒引起的高铁血红蛋白血症和甲醇中毒的解毒剂。高铁血红蛋白血症的特异性解毒剂有亚甲蓝，甲醇中毒的特异性解毒剂有 4-甲吡唑、乙醇、叶酸。

四、一般性解毒药

在特异性解毒药十分有限的情况下，临床上使用更多的是对症治疗。凡能通过理化作用减少毒物的吸收和生成，或改变毒物生物转化，从而降低毒物毒性或加速毒物排出的药都可称为解毒药，如葡萄糖醛酸内酯、谷胱甘肽、乙酰半胱氨酸、纳洛酮等。

第五节 接触有机溶剂劳动者的健康监护

在职业卫生工作中通常指职业健康监护，主要包括上岗前、在岗期间、离岗时（含离岗后医学随访）和应急健康检查以及职业健康监护档案管理等。由于有机溶剂的毒性相差较大，具体职业健康检查项目要根据有机溶剂的毒性及对机体的影响，参考执行《职业健康监护技术规范》中的有关规定，经综合分析后确定。在不同行业、不同作业岗位，空气中有机溶剂浓度也有很大差异。因此，建议根据劳动者可能接触的有机溶剂的特性、接触程度，以及个人对接触的有机溶剂的易感性等确定健康检查周期。为便于操作，通常可定为一年 1 次；少数敏感者可根据具体情况建议缩短为每半年 1次；对于接触有机溶剂毒性较低，且工作环境空气中有机溶剂浓度得到有效控制的作业劳动者，则可适当放宽，如可采取每两年职业健康检查 1 次等。

第六节 有机溶剂中毒的预防

通常较系统的预防措施包括工艺改进、工程防护、个人防护和作业过程管理等方面。工艺上尽量用无毒代替有毒，低毒代替高毒。工程防护上，因常用的有机溶剂多具有挥发性和易燃、易爆等特点，因此，应尽量采用密闭化、管道化、机械化和自动化操作；工作场所严禁吸烟，远离火种、热源，并避免与氧化剂接触；使用防爆型通风系统和照明等设备；灌装时控制流速，最好设接地，防止静电积聚；搬运时要轻装轻卸，防止包装及容器损坏；要及时清除容器内可能残留的有害物等。同时注意加强工作场所的通风排毒，尤其注意组织对作业场所底层、角落等的气流，避免出现通风死角。个人防护上主要注意穿戴防静电的衣服、鞋和帽子，戴防护眼镜、适宜的防毒口罩和防护手套；工作场所应提供便捷的淋浴和洗眼设施，配备相应品种和数量的消防器材及泄漏应急处理设备等。作业过程管理上，工厂应有相应的职业安全卫生管理制度以规范劳动者的操作，并保障工程防护设施的正常运转和个人防护用品的有效使用。

（缪荣明）

第二章

常见有机溶剂

第一节 烃　　类

一、丙　　烷

（一）理化特性

丙烷（propane）常温下为无色、无臭的气体。化学性质稳定。分子式 C_3H_8，相对分子质量 44.09，熔点 −187.7℃，沸点 −42.17℃，蒸气密度 1.52g/L，爆炸极限为 2.1%~9.5%，在常温常压下化学性质稳定，在 650℃时分解为乙烯和乙烷。

（二）接触机会

主要存在于油田气、天然气、炼厂气中。用于制造乙烯、丙烯、含氧化合物和低级硝基烷。也可用作冷冻剂和燃料。在生产或使用过程中均有机会接触。

（三）临床表现

丙烷属微毒类，为单纯麻醉剂，对眼和皮肤无刺激，直接接触液态丙烷可致冻伤。

1. 急性中毒　当空气中丙烷浓度 <3600mg/m³ 时无明显作用。人接触1%浓度的丙烷可无症状，达 10% 时可出现轻度头晕，但无刺激症状。接触较高浓度时，可出现头晕、头痛、兴奋或嗜睡、恶心、呕吐、流涎、血压较低、脉搏慢、神经生理反射减弱，但不出现病理反射。严重者可出现麻醉状态，甚至意识障碍。

2. 慢性影响　长期接触 100~300mg/m³ 低浓度的丙烷、丁烷者，出现头晕、头痛、睡眠障碍、易疲倦、情绪不稳定及多汗、脉搏不稳、立毛肌反射增强、皮肤划痕症等自主神经功能紊乱现象，并有发生肢体远端感觉减退者。

（四）诊断

根据短期内接触大量丙烷的职业史，临床上出现麻醉等中枢神经受累表现，排除类似的其他疾病后，方可诊断急性中毒。

（五）处理原则

急性中毒采取一般急救措施和对症治疗。皮肤冻伤可参照外科治疗原则处理。

1. 丙烷中毒者应立即脱离现场，解开上衣及腰带，注意保暖，对症治疗，间歇性吸氧，必要时用高压氧治疗。防治脑水肿，控制抽搐。心跳、呼吸停止时应立即进行复苏。禁用抑制呼吸的药物如吗啡、巴比妥类等。

2. 接触丙烷的生产环境，特别是矿井中，要注意通风，使其浓度在安全限值以下。建立瓦斯检查制度。

二、正 丁 烷

（一）理化特性

正丁烷（butane），是丁烷的异构体之一。为无色、无臭气体，也有文献报道有轻微不愉快气味，易燃。分子式 $CH_3(CH_2)2CH_3$，相对分子质量58.12。沸点 –0.5℃，熔点 –138.4℃，相对密度 0.58，蒸气密度 2.05，蒸气压 106.39kPa（0℃），闪点 –60℃，微溶于水，易溶于醇、氯仿。在常温下化学性质稳定。蒸气与空气混合可形成爆炸性气体。

（二）接触机会

正丁烷主要用于汽车燃料、合成橡胶的制造原料及其他石油化工原料和动植物油精制，重质油的脱沥青以及有机合成和乙烯制造，仪器校正等，上述生产或使用过程中均可导致接触。

（三）临床表现

正丁烷的毒性较低，中毒时主要表现为中枢神经系统损害症状和心律失常。

1. 急性中毒 主要损害神经系统。吸入较高浓度时，可出现头晕、头痛、嗜睡、恶心、酒醉状态。手指、脚趾有刺痛感，说话困难，运动协调能力丧失，重者可昏迷。急性丁烷中毒可诱发心律失常，曾有丁烷成瘾者嗜吸丁烷后，出现严重心律失常而猝死。

液态丁烷直接接触可致冻伤。

2. 慢性影响 长期接触以丁烷为主的劳动者，可有头晕、头痛、睡眠障碍、易疲劳等。国外有对于丁烷成瘾，长期嗜吸丁烷引起中毒的报道。

（四）诊断及鉴别诊断

根据短期内接触大量丁烷的职业史，临床上出现中枢神经麻醉和（或）心律失常表现，排除类似的其他疾病后，可作出急性丁烷中毒的诊断。

（五）处理原则

对症支持治疗。

1. 正丁烷中毒者应立即脱离现场，至空气新鲜处，静卧、保暖、保持呼吸通畅和吸氧等。

心跳、呼吸停止时应立即进行复苏。注意观察意识、瞳孔、脉搏、血压及呼吸等各项生命体征，及时发现和处理可能出现的脑水肿，控制抽搐。

禁用抑制呼吸的药物如吗啡、巴比妥类等。禁止使用儿茶酚胺类药。

心律失常按内科原则处理。曾报道的丁烷中毒患者出现心律失常，复苏过程中静脉注射胺碘酮，10分钟后心脏输出功能恢复。

2. 如有皮肤冻伤的按照外科原则处理。若冻伤处仍未完全解冻，可先用42℃左右的温水浸洗，待皮肤复温后再作创面处理。

三、正 己 烷

（一）理化特性

正己烷（n-hexane），常态下为微有异臭的液体。分子式 $CH_3（CH_2）_4CH_3$，相对分子质量86.17，沸点68.74℃，几乎不溶于水，溶于醚和醇。商品正己烷常含有一定量的苯和其他烃类。

（二）接触机会

正己烷在工业上主要用作溶剂，用于配制粘胶以粘合鞋革、箱包，常用于电子信息产业生产过程中的擦拭清洗作业，还有塑料制造业的丙烯溶剂回收、化学实验中的萃取剂（如：光气实验）以及日用化学品生产时的花香溶剂萃取等行业也用到正己烷。若使用不当，易造成职业中毒。

（三）临床表现

1. 急性中毒　正己烷的急性中毒主要是抑制中枢神经和刺激皮肤黏膜。成人一次口服正己烷50ml可致死。急性吸入高浓度正己烷可引起眼与呼吸道刺激及中枢神经系统麻醉症状。经口中毒可出现急性消化道和上呼吸道刺激。

2. 慢性中毒　长时间接触低浓度正己烷可引起多发性周围神经病。起病隐匿而缓慢。

（1）轻症：主要表现为肢体远端感觉型神经病，出现指（趾）端感觉异常和感觉低下；即麻木、触、痛觉和震动、位置觉减退，以下肢为重，肌肉疼痛，登高时明显，肌无力，腱反射减退。感觉减退一般呈手套、袜套样分布。

（2）重症：出现运动型神经病。首先表现下肢远端无力，合并肌肉疼痛或痉挛，腓肠肌压痛，跟腱反射消失。上肢较少受累。感觉运动型多发性周围神经病也以运动障碍为主，触、痛觉消失限于四肢远端手足部，震动觉、位置觉轻度减退。严重者出现下肢瘫痪及肌肉萎缩，并伴有自主神经功能障碍。

（四）实验室检查

1. 神经–肌电图　神经–肌电图是诊断正己烷周围神经病的重要手段，其表现为不同程度的神经源性损害，包括肌电图出现自发电位、小力收缩时运动单位平均时限延长、多项电位百分数增多、最大用力时呈单纯项或混合项等。运动神经远端潜伏期减慢、感觉电位波幅下降、运动及感觉传导速度减慢甚至消失等。一般情况下，神经–肌电图异常可持续数月以上，其程度与周围神经损害症状、体征严重程度基本平行，但神经–肌电图的异常可出现在神经损害体征前；并持续至症状体征消失后的1~3个月不等。

2. 尿2，5–己二酮　2，5–己二酮是正己烷的主要代谢物，接触者尿中2，5–己二酮含量增高，且与正己烷接触程度密切相关；即使同时混合接触其他溶剂时，尿2，5–己二酮含量基本上不受干扰，但脱离接触较久可呈阴性，故尿2，5–己二酮浓度是可靠的正己烷近期接触指标。

（五）诊断及鉴别诊断

1. 急性中毒　急性中毒罕见。如短时间内吸入高浓度正己烷，可出现眼与呼吸道刺激及中枢神经系统抑制表现，并排除其他原因引起的类似疾病后，可作出诊断。

2. 慢性中毒　根据长期密切接触正己烷的职业史，及以多发性周围神经损害为主的临床症状、体征和神经–肌电图改变，尿2，5–己二酮测定结果，结合现场职业卫生学调查和空气中正己烷浓度测定等资料，排除其他病因引起的周围神经病后，可诊断慢性正己烷中毒。诊断分级应执行《职业性慢性正己烷中毒的诊断》（GBZ 84—2017）。需要鉴别的疾病主要有其他化学中毒（慢性铅中毒、砷中毒、丙烯酰胺中毒等）所致周围神经病以及维生素B₁缺乏性周围神经病、糖尿病性周围神经病等。

（六）处理原则

1. 急性中毒

（1）脱离现场，用肥皂和大量清水清洗皮肤污染处。静卧休息，避免情绪激动或过多体力活动。眼部污染时可用清水清洗，有畏光、流泪、眼肿胀和疼痛时转眼科处理。

（2）出现剧烈咳嗽和呼吸困难者须警惕化学性肺炎和肺水肿；可据病情短期使用肾上腺糖皮质激素。

（3）积极防治脑水肿。

（4）忌用儿茶酚胺类药物。

2. 慢性中毒　应脱离接触，进行对症处理。可参考一般多发性周围神经病的治疗原则。包括药物、理疗、针灸、体疗等综合治疗。此外，因下肢乏力，患者容易跌倒，须注意防止外伤。

四、丁　烯

（一）理化特性

丁烯（butene）有四种异构体：正丁烯包括 1- 丁烯和 2- 丁烯，异丁烯有顺式和反式。丁烯各异构体的理化性质基本相似，常态下均为无色气体，不溶于水，溶于有机溶剂。易燃、易爆。正丁烯有微弱芳香气味。分子式 C_4H_8，相对分子质量 56.1，密度 0.5951g/cm^3（20/4℃）。异丁烯有不愉快臭味。爆炸极限 1.8%~9.6%。沸点 –6.9℃。

（二）接触机会

正丁烯主要用于制造丁二烯，其次用于制造甲基酮、乙基酮、仲丁醇、环氧丁烷及丁烯聚合物和共聚物。异丁烯主要用于制造丁基橡胶、聚异丁烯橡胶及各种塑料。从事其生产、贮存和使用均可能接触到本品。

（三）临床表现

1. 急性中毒　人接触空气浓度 25g/m^3，5 分钟出现上呼吸道刺激症状。浓度为 805~989mg/m^3（92.9% 为 2- 丁烯的不饱和烃混合气体）时，接触 2 小时后有黏膜刺激症状、嗜睡、血压稍升高，有时有脉速等。高浓度可造成麻醉和昏迷。皮肤接触液态丁烯会造成冻伤。

2. 慢性影响　长期接触以丁烯为主的混合气体的劳动者，可有头晕、头痛、嗜睡或失眠、易兴奋、易疲倦、全身乏力、记忆力减退等。

（四）诊断及鉴别诊断

根据短期内接触大量丁烯，临床上出现黏膜和呼吸道的刺激以及麻醉表现，并与其他有毒气体中毒等引起的类似疾病鉴别后作出急性丁烯中毒的诊断。

（五）处理原则

迅速脱离接触，给予对症治疗。原则上可参照其他麻醉气体中毒的救治方法。皮肤接触液态丁烯可立即用温水冲洗，冻伤的处理可参照外科冻伤治疗。

（赵　圆　高茜茜）

五、汽　油

（一）理化特性

汽油（gasoline，petrol）为无色或淡黄色，易挥发和易燃液体，具有特殊臭味。主要成分是 C_4-C_{12} 脂肪烃和环烃类，亦含少量芳烃、烯烃和硫化物。沸点 40~100℃，蒸气密度为 3.0~3.5g/m³，闪点 −50℃，自燃点 415~530℃。其蒸气与空气混合物的爆炸极限为 1.3%~6.0%。易溶于苯、二硫化碳和醇，极易溶于脂肪，不溶于水。

（二）接触机会

主要接触行业如下：

1. 交通用汽油如生产、运输和使用（主要用作飞机发动机的燃料）航空汽油，在油船、油槽车、加油站的装卸，以及使用、清洗过程中接触车用汽油等。

2. 工业用汽油主要作为溶剂和清洗剂。用于橡胶、油漆、制鞋、印刷、制革、洗染、颜料及机械工业中。

3. 司机口吸油管时，不慎可将汽油吸入肺内，引起吸入性肺炎。

4. 汽油是由原油在炼油厂经蒸馏所得的直馏汽油组分和二次加工汽油组分按照适当比例调和而成。在汽油的炼制过程中，可有接触。

（三）临床表现

1. 急性中毒

（1）中枢神经系统：吸入汽油蒸气后，轻者表现为头晕、头痛、四肢无力、恶心、呕吐；神志恍惚、步态不稳、兴奋、酩酊感、视物模糊、复视、震颤、心悸。脸色苍白，四肢湿冷。有的还可出现不自主哭泣、傻笑、唱歌、说话絮叨、抑郁等精神症状；呈癔病样发作，发作过后精神萎靡。重者表现突然晕倒，意识丧失，昏迷或谵妄、四肢抽搐、强直或发作性痉挛，血压升高，缓脉，呼吸慢而深，瞳孔不等，视乳头边缘模糊、水肿、隆起，脑脊液压力增高，头颅 CT 检查呈现白质密度减低，或两侧大脑半球轻度弥散性密度降低，或脑室周围特别是侧脑室前角周围脑密度降低，显示中毒性脑病和脑水肿。

（2）呼吸系统：主要系吸入汽油液体所致，表现为剧烈呛咳、胸痛、痰中带血或铁锈色痰、呼吸困难、乏力、发热。体征为肺实变体征，如叩诊浊音，语颤增强，呼吸音降低，可有少许干、湿性啰音。实验室检查血白细胞和中性粒细胞明显增高。X 线胸片显示云片状或结节状模糊阴影，从肺门向外扩散，以右侧中下肺区多见，可局限于一叶，也可呈多叶扩散。呈现吸入性肺炎。少数可并发渗出性胸膜炎。严重者亦可出现肺水肿。极高浓度汽油蒸气吸入则可引起反射性呼吸停止。

（3）消化系统：汽油液体进入消化道后，可出现频繁呕吐，呕吐物除食物带着新鲜血液，并伴有口腔、咽、胸骨后灼热感、腹痛、腹泻、肝大及牙痛，血清 ALT 升高。

（4）皮肤损害：皮肤浸泡或浸渍在汽油时间较长后，受浸皮肤出现水疱，表皮破碎脱落，呈浅Ⅱ度灼伤。个别敏感者可发生急性皮炎，出现红斑、水疱及瘙痒。

2. 慢性中毒

（1）类神经症及自主神经功能紊乱：表现为头痛、头晕、记忆力减退、失眠、多梦、手颤、肢体麻木、乏力、多汗、心悸、立卧反射阳性。

（2）多发性周围神经病：表现为四肢远端麻木，感觉异常及无力、触觉减退伴有跟腱反射减弱。进一步发展出现肌力减退，腱反射消失及肌肉（大小鱼际肌、骨间肌）萎缩。严重者可致足下垂及肢体瘫痪。神经－肌电图检查显示为下肢运动及感觉神经传导速度减慢及远端潜伏期时值延长，神经活动电位波幅减低，多相电位增多，肌肉大力收缩时出现混合相或单纯相。

（3）中毒性脑病：表现为表情淡漠，反应迟钝，记忆力及计算力丧失，及类似精神分裂症状。

（4）肾脏损害：早期表现为尿溶菌酶、β-葡萄糖醛酸酶、β_2-微球蛋白及亮氨酸氨基肽酶（LAP）明显增高，显示肾小管功能损伤。进而出现蛋白尿、低蛋白血症及水肿等，显示膜性肾小球肾炎。严重者可发生肾小球肾炎－肺出血综合征。

（5）皮肤损害：可见皮肤干燥、皲裂、角化、毛囊炎、慢性湿疹，指甲变厚和凹陷。严重者可引起剥脱性皮炎。

（6）血液系统影响：长期接触汽油可引起血中白细胞等血细胞的减少，其原因是由于汽油内含较高芳香烃组分，尤其是苯，其临床表现同慢性苯中毒。

（四）诊断及鉴别诊断

根据短时间吸入高浓度汽油蒸气或长期吸入及皮肤接触汽油的职业史，出现以中枢神经或周围神经受损为主的临床表现，结合现场职业卫生学调查，并排除其他病因引起的类似疾病后，方可诊断汽油中毒。诊断分级应执行《职业性溶剂汽油中毒诊断标准》（GBZ 27—2002）。

（五）处理原则

1. 急性中毒的治疗

（1）迅速将患者脱离现场，脱去被污染衣服，用肥皂水清洗被污染的皮肤。

（2）对呼吸停止者应首先进行口对口人工呼吸，必要时采用气管插管，放入吸氧导管，或连接人工呼吸器，以利改善通气和保证有效给氧。及时用负压吸引器清除痰液，保持呼吸通畅，或使用呼吸兴奋剂，如静脉注射或静脉滴注尼可刹米、山莨菪碱。

（3）出现中枢神经系统症状和体征者，可按照急性中毒性脑病的治疗方法处理。

（4）吸入性肺炎者应卧床休息，保持呼吸道通畅，吸氧。可采用糖皮质激素治疗，并积极控制感染，使用解痉化痰剂如氨茶碱、必嗽平等，或进行雾化吸入治疗。

（5）误服汽油者应给予牛奶及植物油洗胃并灌肠。注意保护肝、肾功能。

2. 慢性中毒的治疗

（1）慢性中毒引起周围神经病可参照中毒性周围神经病的对症治疗进行处理。

（2）出现精神症状如妄想及幻觉者，可选用氯丙嗪、氯普噻吨（泰尔登）、奋乃静或舒必利；抑郁者口服多塞平（多虑平）；出现类神经症者可用有关对症药物处理。

（高茜茜　赵　圆）

六、煤　油

（一）理化特性

煤油（kerosen，coal oil）为无色或淡黄色，有特殊气味的低黏性液体。主要成分是 $C_{10}-C_{16}$ 的烷烃，亦含少量芳烃、不饱和烃。不溶于水，易溶于有机溶剂。易挥发，易燃，爆炸极限为 2%~3%。沸点 110~350℃，闪点 37~65℃。

（二）接触机会

煤油是石油产品，工业上主要用作飞机、火箭、柴油机的燃料，涂料、油漆、塑料和杀虫剂的有机溶剂和机械部件的清洗剂，此外也用作点灯照明和生活燃料等。从事上述作业人员均可接触到煤油。

（三）临床表现

1. 呼吸系统损害主要为直接吸入煤油液体所致。表现为剧烈呛咳、胸痛、咳铁锈色痰或血痰、发热、胸痛、气急、全身乏力，食欲减退。体温波动在 38~39℃，呈急性病容，发绀，病侧肺部叩诊浊音，呼吸音低，可闻及干、湿啰音。胸部 X 线检查显示为化学性肺炎。如处理不当可发展为肺脓疡，甚至因呼吸衰竭而死亡。

2. 中枢神经系统损害多由吸入煤油蒸气引起，也可因吸入性肺炎而并发。表现为兴奋、酩酊感、意识恍惚、震颤、共济失调、烦躁不安、谵妄、昏迷、惊厥。

3. 消化系统损害多由误服引起，表现为口腔、咽喉、胸骨后烧灼感、恶心、呕吐、上腹不适、腹痛、腹泻及便血。肝大，血清 ALT 升高。

4. 皮肤损害表现为刺激性接触性皮炎、毛囊炎和皮肤干燥、皲裂。

少数病例尚可发生心律失常，以及肾损害，如血尿及蛋白尿。严重者因心室颤动而死亡。

（四）实验室检查

血白细胞和中性粒细胞增高，血气分析为低氧血症。胸部 X 线检查见两肺纹理增粗，病侧见斑片状模糊影，或大片状致密影，可局限于一叶，也可呈多叶扩散。

（五）诊断及鉴别诊断

根据煤油吸入史及临床表现，作出诊断。

（六）处理原则

1. 吸入性肺炎

（1）卧床休息，保持呼吸道通畅，吸氧。

（2）糖皮质激素：地塞米松 10~20mg，加入 5% 葡萄糖溶液 500ml 中静脉滴注，每日一次。连用 3~5 日。

（3）控制感染：以青霉素 G、氨苄西林、头孢霉素类、氨基糖苷类等抗生素类积极控制感染。

（4）解痉化痰：氨茶碱 0.1g 口服，每日 3 次。或氨茶碱 0.25g 加入 50% 葡萄糖溶液 20~40ml 静脉缓慢注射。以解除支气管平滑肌痉挛。溴己新 8~16mg，口服，每日三次，用以化痰。

（5）雾化吸入：0.5% 硫酸异丙基肾上腺素 2mg 加 1% 普鲁卡因 2ml 加地塞米松 5mg 加生理盐水 8ml 雾化吸入。每日 3~4 次。

（6）支气管纤维镜下进行肺灌洗术。

2. 误服者，给予牛奶及植物油洗胃并灌肠，并注意保护肝肾。

3. 患者出现意识障碍及昏迷，可行高压氧治疗。

4. 皮肤损害可按接触性皮炎进行治疗。

七、环　戊　烷

环戊烷（ethylcyclopentane）为无色液体。沸点 49℃，熔点 -94℃。相对密度 0.8。高度易燃。蒸气空气混合物有爆炸性。蒸气比空气重，可沿地面流动，可能造成远处着火。燃烧产物为二氧化碳。

环戊烷可由石油裂解和分馏，或煤干馏时生成环戊二烯氢化后而制取。工业上用作制造芳香族化合物、药物和杀虫剂的原料。从事本品的生产、贮存和使用时可有机会接触。

环戊烷具有中枢神经系统的抑制和麻醉作用。目前缺乏人体中毒的临床资料。

八、环 己 烷

环己烷（cyclohexane）别名六氢化苯，为无色有刺激性气味的液体。分子式 C_6H_{12}，相对分子质量 84.16，密度 $0.78g/cm^3$，沸点 80.7℃，熔点 7℃，蒸气压 13.098（25.0℃）。不溶于水，溶于乙醇、乙醚、苯、丙酮等多数有机溶剂。易挥发，极易燃烧。

环己烷为石油裂解产品，也可用苯进行氢化而制得。工业上环己烷常用作制造尼龙 -66、环己酮、环己醇、己二酸等有机物的原料，也是橡胶、石蜡、沥青及树脂的溶剂，还可用作脱漆剂。从事其生产、贮存和使用的过程中可接触该化合物。

环己烷多经呼吸道和消化道吸收，经皮肤吸收极微。职业接触主要经呼吸道吸收，对中枢神经系统有抑制作用，高浓度环己烷有麻醉作用。对皮肤、呼吸道黏膜和眼有轻度刺激作用。皮肤接触环己烷后有痒感。

（赵 圆）

九、苯

（一）理化特性

苯（benzene，benzol），是一种芳香族烃类化合物，无色透明，具有特殊芳香味的油状液体。分子式 C_6H_6，相对分子质量 78.11，常温下挥发甚速，沸点 80.1℃，蒸气密度 2.77g/L，微溶于水，闪点 $-12\sim-10$℃，易引起燃烧及爆炸，可与乙醚、汽油、丙酮和二硫化碳等有机溶剂混溶。

（二）接触机会

苯由煤焦油提炼或石油裂解经粗制及精馏而成。主要用作油、酯、橡胶、树脂、油漆、喷漆和氯丁橡胶等溶剂及稀薄剂，也可用于制造各种化工产品，如苯乙烯、苯酚、合成洗涤剂、合成染料、化肥、炸药等，在此类生产或使用过程均可接触。

（三）临床表现

1. 急性中毒 一般见于生产环境中意外事故如爆炸、燃烧等或在通风不良的条件下进行苯作业，病情的程度与空气中苯蒸气浓度和接触时间有关，一般可分为轻度和重度两种类型。

（1）轻度中毒：头晕、头痛、恶心、呕吐、眩晕、酩酊感、神志恍惚、步伐不稳，呼出的气体有苯味。有时有嗜睡、手足麻木、视物模糊。颜面潮红、结膜充血、流泪、咽痛、咳嗽等皮肤、黏膜刺激症。一般脱离现场及时对症处理，很快恢复无后遗症。

（2）重度中毒：除有轻度中毒的神经系统症状外，出现震颤、谵妄、昏迷、强直性抽搐等，严重时出现呼吸中枢麻痹。少数出现心肌缺血或Ⅰ-Ⅱ度房室传导阻滞等心律失常表现。

2. 慢性中毒 慢性中毒是长期接触苯过程中逐渐发生的，病情因工作环境、个人体质及对苯的敏感性等而不同，主要是中枢神经系统和造血系统表现。

（1）神经系统：早期主要表现为神经衰弱综合征，出现头晕、头痛、乏力、失眠、多梦、性格改变、记忆力减退等。少数病例有四肢末端痛觉减退和麻木等，一般无运动障碍。

（2）造血系统：造血系统异常是慢性苯中毒的特征，主要表现为：早期血象异常、再生障碍性贫血、骨髓增生异常综合征、白血病。

1）早期血象异常：早期中毒以白细胞持续降低为主要表现，常伴有淋巴细胞绝对数减少，少数病例可先呈血小板或红细胞减少，后出现粒细胞减少。

2）再生障碍性贫血：长期苯接触或较短期间多量接触，可导致全血细胞减少，贫血症状比较明显，皮肤黏膜瘀点、瘀斑反复发作，神经衰弱症状进一步加重。再障以严重感染和明显出血为主要症状。

3）骨髓增生异常综合征：临床表现与重型再障相似，有贫血、出血及反复感染。

4）白血病：苯引起白血病的临床表现与非苯所致白血病相类似，以发热、出血、进行性贫血、继发性感染及鼻与口腔溃疡为主。肝、脾、淋巴结可无肿大或轻度肿大。周围血白细胞以不增多或接近正常较常见。

（3）皮肤长期接触苯者，可有皮肤干燥、皲裂、皮炎及毛囊炎等改变。

（四）实验室检查

1. 急性中毒 急性中毒时呼气苯、血苯、尿酚、尿中反-反式黏糠酸（ttMA）含量增高可作为苯接触指标。

2. 慢性中毒 实验室检查以外周血细胞减少最为常见，主要是中性粒细胞减少，粒细胞胞浆可出现中毒颗粒。空泡、核固缩、核溶解、核畸形及碱性磷酸酶增加等变化。当苯毒性作用累及红系时，可以出现红细胞形成障碍，细胞大小改变等；在出现骨髓增生异常综合征时，周围血细胞多表现为细胞大小改变，核浆比例异常等。形态学检查有助于慢性苯中毒的诊断及鉴别诊断。

骨髓象检查有利于了解造血损害的情况。在慢性中毒患者，对某系血细胞异常、全血细胞减少症、再生障碍性贫血、骨髓增生异常综合征、白血病的及时诊断与鉴别诊断均有很大帮助。一次骨髓涂片结果与病情不一定完全平行，对于不能明确诊断的病例，有必要作多次、多部位骨髓穿刺或活检。

（五）诊断及鉴别诊断

苯中毒的诊断及诊断分级应执行《职业性苯中毒的诊断》（GBZ 68—2013）。

1. 急性中毒　短期内有吸入大剂量苯蒸气的病史，以意识障碍为主的临床表现，结合现场职业卫生学调查，参考实验室检测指标，可作出诊断。应与引起昏迷的其他疾病如急性脑血管病、癫痫等鉴别。

2. 慢性中毒　根据较长时期密切的苯接触史，以造血系统损害为主的临床表现，排除其他原因引起的血象、骨髓象的改变，方可诊断。慢性轻度苯中毒应与药物、病毒性肝炎、肝硬化等疾病所致白血病减少相鉴别。

（六）处理原则

1. 急性中毒　与一般麻醉性气体中毒的急救相同。将患者移至新鲜空气的场所，保持呼吸道通畅；脱去污染衣物，清洗污染皮肤，静卧保暖。中毒较重者予吸氧，注射高渗葡萄糖液。如患者出现烦躁或抽搐，予水合氯醛或地西泮等，警惕脑水肿。无心搏骤停，禁用肾上腺素。急性苯中毒无特效解毒剂，可口服或注射维生素 C，保证足够的蛋白质摄入量和供给葡萄糖醛酸。

2. 慢性中毒　脱离苯接触为处理慢性苯中毒最重要的措施之一。治疗主要针对改善神经衰弱或出血症状，以及升高白细胞及血小板数等，常用药物为维生素 B_6、维生素 B_4、利血生、鲨肝醇、5- 核苷酸钠、脱氧核苷酸、复合磷酸酯酶、升白新等。苯中毒引起的再障、骨髓增生异常综合征及白血病的治疗，原则上与其他原因引起的再障、骨髓增生异常综合征及白血病相似。

十、甲　苯

（一）理化特性

甲苯（toluene，methylbenzene），无色透明液体，有甜味，有类似苯的芳香气味，分子式 C_7H_8，相对分子质量 92.14，不溶于水，可溶于苯、醇、醚等多数有机溶剂。易燃，闪点 4℃，爆炸限值 1.2%~7.0%，其蒸气与空气可形成爆炸性混合物，遇明火、高热能引起燃爆，与氧化剂能发生强烈反应，比空气密度大，能在较低处扩散远处，会引着回燃。

（二）接触机会

工业上甲苯可用作化工生产的中间体。在油漆、喷漆、橡胶、皮革等工业用做溶剂或稀释剂，进行此类生产或使用过程均可导致接触。

（三）临床表现

1. 接触反应　头晕、头痛、乏力、颜面潮红、结膜充血等症状，脱离接触后可恢复。

2. 轻度中毒　在接触反应的基础上，出现恶心、呕吐、胸闷、呛咳等，并出现嗜睡、意识模糊或蒙眬状态。

3. 重度中毒　出现昏迷或重度中毒性肝病、重度中毒性肾病、重度中毒性心脏病。

（四）实验室检查

现场空气、呼出气、血中甲苯及尿马尿酸浓度测定，能较好反映近期接触甲苯水平，可作为诊断与鉴别诊断的参考指标，采样应在中毒早期进行。

（五）诊断及鉴别诊断

根据短期内有接触较大剂量甲苯的职业史，以中枢神经系统损害为主的临床表现，结合现场职业卫生调查，可作出急性甲苯中毒的诊断。诊断分级应执行《职业性急性甲苯中毒的诊断》（GBZ 16—2014）。急性甲苯中毒的诊断应与其他有机溶剂引起急性中毒相鉴别。

（六）处理原则

1. 吸入较高浓度甲苯蒸气者，立即脱离现场至空气新鲜处，有症状者给予吸氧，密切观察病情变化。

2. 皮肤污染后尽快进行彻底清洗。

3. 无特效解毒剂，对症处理，可给予葡萄糖醛酸或硫代硫酸钠以促进甲苯的排泄。

4. 监护和保护重要脏器，如合并心、肾、肝、肺等器官的损伤，积极给予相应的救治。

十一、二甲苯

（一）理化特性

二甲苯（xylene, dimethylbenzene），无色透明、具有芳香气味的挥发性液体，分子式 C_8H_{10}，相对分子质量 106.16，以邻位二甲苯为例，熔点 −25.5℃，不溶于水，可混溶于乙醇、乙醚、氯仿等多数有机溶剂。易燃，闪点30℃，爆炸限值1.0%~7.0%，其蒸气与空气可形成爆炸性混合物，遇明火、高热能引起燃爆。

（二）接触机会

工业上二甲苯可用作化工生产的中间体。在油漆、喷漆、橡胶、皮革等工业用做溶剂或稀释剂，进行此类生产或使用过程均可导致接触。

（三）临床表现

短时间吸入高浓度的二甲苯，出现头痛、头晕、颜面潮红、酒醉状态、恶心、呕吐、呼吸困难、眼和呼吸道刺激症状和四肢麻木等症状，严重时出现抽搐、昏迷、心室纤颤、呼吸停止而死亡。

（四）实验室检查

现场空气、呼出气、血中二甲苯及尿甲基马尿酸浓度的测定，能较好反映近期接触二甲苯的水平，为良好的接触指标，可作为诊断与鉴别诊断的参考指标。采样应在中毒早期进行。

（五）诊断及鉴别诊断

根据短期内有吸入大剂量二甲苯蒸气的职业史，以意识障碍为主的神经系统损害，可作出急性二甲苯中毒的诊断。应与其他有机溶剂引起急性中毒相鉴别。

（六）处理原则

1. 吸入较高浓度蒸气者立即脱离现场至空气新鲜处，有症状者给予吸氧，密切观察病情变化。

2. 眼、皮肤污染者进行彻底清洗。

3. 无特效解毒剂，对症处理，可给予葡萄糖醛酸以促进排泄。有意识障碍或抽搐时注意防治脑水肿。

（朱文静）

十二、乙　苯

（一）理化特性

乙苯（ethylbenzene）为无色易燃、有芳香味液体。分子式$C_6H_5C_2H_5$，相对分子质量106.17，密度0.8670g/cm³，沸点136.2℃，熔点−94.97℃，蒸气压1.33kPa（25.9℃），爆炸下限为1%，不溶于水，溶于醇和醚等有机溶剂。

（二）接触机会

乙苯主要用来生产苯乙烯和合成橡胶，常用作溶剂、稀释剂以及用于生产二乙苯、苯乙酮、乙基蒽醌等，此外还是制药工业的主要原料，用作合霉素和氯霉素的中间体。乙苯还是生物体燃烧的产物之一，也是原油的重要成分之一，是汽车和飞机燃料的一种成分。在苯的职业危害被确认之后，乙苯作为苯的替代溶剂被广泛应用于胶黏剂、油漆和涂料等行业。在生产、运输、使用过程中可接触到本品。

（三）临床表现

主要经呼吸道吸入或皮肤吸收进入人体。乙苯属于低毒类的，对皮肤、黏膜具有强烈刺激作用，对中枢神经系统有麻醉作用。

1. 急性中毒 吸入空气中浓度为 $4.92 \sim 9.84 \text{g/m}^3$，6 小时后出现眼部严重刺激反应，灼痛、流泪，继而感到乏力、头晕、胸闷。在 24.6g/m^3 浓度下难以忍受。严重者出现恶心、呕吐、步态蹒跚、昏迷、血压下降及呼吸循环衰竭，甚至出现中毒性脑病和肝病。吸入本品液体可发生化学性肺炎、肺水肿。

2. 慢性影响 单纯接触乙苯浓度 $3 \sim 61 \text{mg/m}^3$，工龄大于 5 年的劳动者中出现头痛、易激动和易疲劳等症状。长期暴露于 492mg/m^3 环境中，8h/d 可有呼吸道刺激，白细胞减少和淋巴细胞增多。在 $0.05 \sim 16.6 \text{mg/m}^3$ 浓度下，接触组工人（平均工龄 12.6 年）尺神经感觉神经传导速度和右眼视觉诱发电位 N_2 波潜伏期比对照组延长。皮肤持续接触可发生水肿、脱皮和皲裂。

（四）实验室检查

可测定尿中苯酰甲酸和扁桃酸作为接触乙苯的生物监测指标。

（五）诊断及鉴别诊断

有确切的职业接触乙苯史，结合临床症状体征，参考实验室检查结果和职业卫生学调查资料，排除其他类似疾病后，可作出急性中毒的诊断。

（六）处理原则

对症支持治疗。

（高茜茜 赵 圆）

十三、二 乙 苯

（一）理化特性

二乙苯（diethylbenzene）常温下为无色液体，易燃。沸点 $181 \sim 184 ℃$，熔点小于 $20 ℃$，相对密度 0.9，闪点 $56 ℃$，与强氧化剂反应有着火和爆炸危险，爆炸极限为空气中 $0.8\% \sim 5\%$。

（二）接触机会

二乙苯由乙烯与苯在一定条件下通过加成反应而制得，也存在于石油、汽车燃料、煤焦油及其衍生物中。用于制备二乙烯基苯、凹版印刷车间的溶剂。二乙苯的异构体纯品仅用作气相色谱的参比样品。混合物为工业生产中间体及溶剂，在生产、运输、使用过程中可接触到本品。

（三）临床表现

二乙苯可经呼吸道、消化道和皮肤吸收，吸收入机体后大部分被氧化为苯酰甲酸和扁桃酸随尿排出。少量以原形经肺、肾脏排出。蒸气或雾对眼、黏膜和上呼吸道有刺激性。对皮肤有刺激性。动物实验观察到急性中毒有麻醉作用和神经－肌肉兴奋性增强。长期反复接触二乙苯可对皮肤和呼吸道有刺激作用，可能对肝肾有影响。

（四）实验室检查

可测定尿中苯酰甲酸和扁桃酸作为接触二乙苯的生物监测指标。

（五）诊断及鉴别诊断

根据明确的二乙苯大量接触史，临床表现符合二乙苯毒性作用特点，排除其他化学物中毒后，可作出急性中毒诊断。主要需与其他苯系化合物或刺激性气体中毒进行鉴别。

（六）处理原则

对症支持治疗。

（赵　圆）

第二节　卤代烃类

一、氯　甲　烷

（一）理化特性

氯甲烷（methyl chloride，choromethane）又名甲基氯，为无色易液化的气体，加压液化贮存于钢瓶中。具有乙醚气味和甜味。分子式 CH_3Cl，相对分子质量 50.49，液体密度 $0.92g/cm^3$（20/4℃），气体密度 1.785g/L，沸点 -23.76℃。微溶于水，易溶于氯仿、乙醚、乙醇、丙酮。不易燃烧和爆炸。无腐蚀性。高温时（400℃以上）和强光下分解成甲醇和盐酸，加热或遇火焰生成光气。

（二）接触机会

在化学工业中，以氯甲烷为溶剂、甲基化剂和氯化剂，制备硅酮聚合物的原料、制备泡沫塑料的发泡剂。在橡胶工业中用作溶剂及催化剂，并用于石油精炼和油类、脂肪的萃取剂，与四氯化碳混合用作灭火剂。在上述工业活动及生产氯甲烷时均可接触。

（三）临床表现

1. 急性中毒　在通风不良和缺乏个体防护时，吸入浓度超过 $1.0g/cm^3$，数分钟到数小时后，轻者可出现头痛、头晕、恶心、呕吐、视物模糊、步态蹒跚、精神错乱，一般 1~2 日可恢复。重者出现谵妄、躁动、抽搐、震颤、昏迷，呼出气中有酮体味。可残留头痛、头晕、易激动、注意力不集中等症状。氯甲烷可提高心肌对肾上腺素的敏感性，使心肌应激性增高，诱发心律紊乱，出现胸闷、心悸等症状。对肝、肾也有损害。皮肤直接接触液态氯甲烷，因在体表迅速蒸发，可致冻伤。

2. 慢性影响　长期接触氯甲烷劳动者可出现困倦、嗜睡、头痛、烦躁不安、易激动、情绪不稳定、感觉异常，重者步态蹒跚、视力障碍、震颤。

（四）实验室检查

急性氯甲烷中毒患者尿中可检出甲酸盐、丙酮。伴有肾损害者尿中出现蛋白、红白细胞。心肌损害者心电图可表现为心律失常、ST–T 改变等。肺水肿者，双肺呈现特征性 X 线影像学改变。

（五）诊断及鉴别诊断

根据短期接触较高浓度职业史和中枢神经系统损害为主的临床表现，作出诊断。呼出气中有特殊的丙酮气味和尿中检出甲酸盐、丙酮可作为诊断参考指标。

急性中毒临床表现有时与甲醇中毒或硫化氢中毒相似，应予鉴别。

（六）处理原则

急性中毒者应迅速脱离氯甲烷作业环境至自然通风处，静卧，吸氧，观察病情变化。无特殊解毒剂，主要采用对症和支持治疗。早期、足量、短程使用糖皮质激素，防治脑水肿。忌用水合氯醛，以免加重肝损害。因氯甲烷对中枢神经系统有麻醉作用，故在控制中毒患者烦躁、抽搐症状时，慎用或禁用镇静剂，避免药物与毒物的累加作用。对出现意识障碍的患者，应早期使用纳洛酮，对昏迷的苏醒控制有较好的疗效。

二、二氯甲烷

（一）理化特性

二氯甲烷（methylene chloride，dichloromethane）又名甲叉二氯，为无色透明易挥发的液体，有刺激性芳香气味。分子式 CH_2Cl_2，相对分子质量 84.94，密度 1.335g/cm³（15/4℃），沸点 40~41℃，自燃点 615℃，蒸气压 58.65kPa（25℃），蒸气密度 2.93g/L。微溶于水，溶于乙醇、乙醚。不易燃烧，爆炸极限为 6.2%~15.0%。遇热和潮湿分解出盐酸、二氧化碳、一氧化碳和光气。

（二）接触机会

在生产二氯甲烷，将二氯甲烷用作油酯萃取剂和纤维素酯、树酯、橡胶、人造丝等的溶剂，以及用作除漆剂、冷冻剂和灭火剂的过程中均可接触。

（三）临床表现

1. 急性中毒　主要表现为中枢神经系统抑制症状（麻醉作用）和眼、呼吸道刺激症状，出现头痛、眩晕、恶心、呕吐、咳嗽、胸闷、呼吸短促、流鼻涕、眼痛。严重者可引起结膜炎、支气管炎、肺水肿、肝肾功能损害，甚至因脑水肿出现癫痫抽搐、躁狂、昏迷等症状。皮肤接触者可发生皮肤脱脂、干燥、脱屑和皲裂。

2. 慢性影响　长期接触二氯甲烷主要表现为类神经症，出现头痛、头晕、无力、食欲减退、动作迟钝、嗜睡、失眠、多梦，并可因"酩酊"感，造成判断力下降。

（四）实验室检查

中毒患者呼出气、血、尿中可检出二氯甲烷。二氯甲烷在体内可代谢生成一氧化碳，故血中碳氧血红蛋白浓度增高亦可作为生物监测指标。

（五）诊断及鉴别诊断

根据短期接触较高浓度二氯甲烷的职业史和临床表现，结合现场调查，作出急性中毒的诊断。测定呼出气、血、尿二氯甲烷，血中碳氧血红蛋白含量，肺泡一氧化碳浓度及尿中甲酸浓度可作为生物监测指标，有助于明确二氯甲烷中毒的诊断。

血中碳氧血红蛋白含量增高时需与一氧化碳中毒鉴别。酩酊感要排除酒精中毒。此外，还应与急性溴甲烷中毒、汽油中毒以及亚急性小脑病变、多发性硬化、急性播散性脑脊髓膜炎等中枢神经系统疾病相鉴别。

（六）处理原则

急性二氯甲烷中毒尚无特效解毒剂，主要采取综合对症处理。皮肤接触后，应脱去污染衣物，并用肥皂水、清水清洗皮肤黏膜；眼睛接触后，用大量流动清水冲洗至少15分钟；口服者避免催吐，如食入不久，可考虑洗胃，但需注意呼吸道防护，避免引起吸入性肺炎。呼吸道吸入中毒者，应迅速脱离作业环境，监测呼吸情况，及时给予氧疗，必要时气管插管，增加氧分压，进行血气分析动态观察。高压氧治疗血中碳氧血红蛋白增高有效。早期、足量、短程应用糖皮质激素，积极防治肺水肿、脑水肿。因二氯甲烷中毒时可使心肌对儿茶酚胺敏感性增加从而加重心律失常，急救时忌用肾上腺素。

三、氯 乙 烷

（一）理化特性

氯乙烷（chloroethane, ethyl chloride）又称乙基氯，无色气体，易液化为液体。分子式 C_2H_5Cl，相对分子质量64.52，沸点12.3℃。微溶于水，溶于乙醇、乙醚等。具乙醚样气味。且有刺激性。能爆炸和燃烧，燃烧产生光气和氯化氢有毒气体。

（二）接触机会

氯乙烷主要用于制造四乙基铅、制冷剂、烷化剂、乙基纤维素、乙基杀虫剂以及医用局部麻醉剂等，在生产氯乙烷以及上述行业生产活动过程中均可接触。

（三）临床表现

1. 急性中毒　主要表现为中枢神经系统抑制症状（麻醉作用），出现头晕、乏力、恶心、记忆力下降及酒醉感，可引起运动失调，构音障碍、下肢无力、步态蹒跚，走路困难，深部腱反射亢进，双侧脚踝和髌阵挛，痛、触觉消失。浓度较高时可引起中枢神经系统抑制，甚至昏迷，有时也出现呼吸、循环抑制。中毒病例可伴有心率快、心律失常、早搏、T波低平等心肌损害以及肝肾功能损害。皮肤接触者可发生冻伤。

2. 慢性影响　长期接触氯乙烷可能引起神经系统损害。动物实验表明，长期接触氯乙烷可导致肺、肝、肾的功能损伤，但未见人氯乙烷慢性中毒的病例报道。

（四）实验室检查

氯乙烷可引起心肌损害，心电图检查可出现各种心律失常，T波或ST段改变。

（五）诊断及鉴别诊断

根据短时间接触较大量氯乙烷的职业史和临床表现，结合现场调查，作出急性中毒诊断。应与急性溴甲烷、碘甲烷、二氯甲烷、三氯乙烷、甲苯、酒精、汽油、一氧化碳等中毒，以及其他亚急性小脑病变、急性播散性脑脊髓膜炎等急性中枢神经系统疾病相鉴别。

（六）处理原则

急性氯乙烷中毒无特效解毒剂，主要采取对症处理。重点是纠正缺氧及防治脑水肿。急性中毒者应迅速脱离氯乙烷作业环境，脱去污染的衣物，清洗污染的皮肤、黏膜，保持安静，及时给予合理的氧疗、高渗脱水剂和利尿剂，早期、足量、短程应用糖皮质激素，应用促进脑细胞功能恢复的药物等。因氯乙烷中毒时可使心肌对儿茶酚胺敏感性增加从而加重心律失常，急救时忌用肾上腺素。

四、二氯乙烷

（一）理化特性

二氯乙烷（dichloroethane）有 1, 2- 二氯乙烷（亚乙基二氯）及 1, 1-

二氯乙烷两种异构体，后者为不对称异构体。分子式 $C_2H_4Cl_2$，相对分子质量 98.97。1，2- 二氯乙烷密度 $1.252g/cm^3$，熔点 $-35.3℃$，沸点 $83.5℃$，蒸气压 $11.60kPa$（$25℃$）。1，1- 二氯乙烷密度 $1.174g/cm^3$，熔点 $-96.7℃$，沸点 $57.3℃$，蒸气压 $30.66kPa$（$25℃$）。两者皆为无色、易挥发、具氯仿气味的油状液体。难溶于水，溶于乙醇、乙醚等有机溶剂，是脂肪、橡胶、树酯等的良好溶剂。爆炸可生成光气和氯化氢。

（二）接触机会

广泛应用于工农业。十九世纪曾用作麻醉剂，往后用作熏蒸剂，纺织、石油、电子工业的脱酯剂，金属部件的清洗剂，咖啡因等的萃取剂及汽油的防爆剂等。目前主要用作化学合成（如制造氯乙烯单体、乙二胺、苯乙烯等）原料、工业溶剂和粘合剂。

（三）临床表现

1. 急性、亚急性中毒　1，2- 二氯乙烷急性中毒潜伏期短，一般为数分钟或数十分钟。患者出现头晕、头痛、烦躁不安、乏力、表情淡漠、记忆力下降、行为异常、步态蹒跚、颜面潮红、意识模糊等中枢神经系统损害表现，可伴有恶心、呕吐、腹痛、腹泻等胃肠道反应。经呼吸道吸入者还有流泪、流涕、眼痛、咳嗽等眼和上呼吸道黏膜刺激症状，甚至出现肺水肿。严重者出现脑水肿，患者剧烈头痛、频繁呕吐、谵妄、抽搐（症状性癫痫，全身发作）、共济失调及昏迷等。中毒患者病情可反复变化，有的患者昏迷后清醒一段时间，再度出现昏迷、抽搐甚至死亡，有的住院半月后反复发生呼吸抑制。病程中患者可出现肝、肾损害。目前亚急性中毒病例临床较为常见，潜伏期较长，多为数天至十余天，临床表现以中毒性脑病为主，肝、肾及肺水肿极为少见；多呈散发发病，起病隐匿，病情可突然恶化。少数重度中毒患者可出现小脑功能障碍，表现为共济失调、肌张力降低、步态异常、震颤、构音困难、肌阵挛或癫痫样大发作等。未见 1，1- 二氯乙烷急性中毒相关报道。

2. 慢性影响　长期接触 1，2- 二氯乙烷可出现头痛、失眠、乏力、腹泻、咳嗽等，也可有肝、肾损害、肌肉震颤和眼球震颤。国内报道 1 例长期接触 1，1- 二氯乙烷劳动者，早期有头晕、乏力、心悸、失眠、多梦等，病情加重出现烦躁、易怒、好哭、头痛、噩梦等类神经症，进一步加重出现恶心、呕吐、肝区疼痛、腰痛、腹水、四肢水肿和肝肾功能损害等。皮肤接触二氯乙烷可引起干燥、皲裂和脱屑。1，1- 二氯乙烷尚可引起氯痤疮。

（四）实验室检查

呼出气、血、尿中 1，2- 二氯乙烷测定可作为接触指标。急性、亚急性中毒患者颅脑 CT 可显示双侧脑白质对称性密度减低，或 MRI 显示双侧脑白质弥漫性异常信号。

（五）诊断及鉴别诊断

根据明确的短期接触较高浓度二氯乙烷的职业史和临床表现，结合现场调查，作出急性 1，2- 二氯乙烷中毒的诊断。诊断分级应执行《职业性急性 1，2- 二氯乙烷中毒的诊断标准》（GBZ 39—2016）。血、尿中 1，2- 二氯乙烷可作为接触指标，但其与中毒严重程度无明显相关，可作为诊断与鉴别诊断的参考依据。

急性 1，2- 二氯乙烷中毒的颅脑 CT 或 MRI 表现为脑白质弥漫性、特征性肿胀，严重病例可出现灰质、白质界限完全消失，脑回肿胀，脑沟变浅或消失，脑池变浅，脑室变窄等明显对称性脑水肿影像学改变。中毒性脑病者常累及两侧苍白球、豆状核、小脑齿状核、外囊前部、内囊根部、丘脑、脑桥、脑干等部位，其影像学改变应与一氧化碳、海洛因等中毒引起的中毒性脑病以及其他脱髓鞘疾病进行鉴别。

（六）处理原则

急性 1，2- 二氯乙烷中毒者应迅速脱离二氯乙烷作业环境，至空气新鲜处，脱去污染衣物，清洗污染皮肤，保暖，并给予吸氧、降温，降低脑部代谢等对症处理。目前无特殊解毒剂，重点是防治脑水肿，强调"密切观察、早期发现、及时处理、防止反复"，观察治疗时间一般不少于两周。早期足量应用脱水剂和糖皮质激素，降低颅内压，缓解脑水肿，并可行高压氧治疗。控制抽搐可用抗癫痫药或安定剂，必要时可用超短时效的麻醉药。同时可予抗自由基、营养脑神经、恢复脑功能等药物治疗。忌用肾上腺素，以防诱发严重的心律失常。

五、三 氯 乙 烷

（一）理化特性

三氯乙烷（trichloroethane）有 1，1，1- 三氯乙烷及 1，1，2- 三氯乙烷两种异构体。分子式 CH_3CCl_3，相对分子质量 133.42。均为无色液体。前者有甜气味，沸点 74.1℃，相对密度 1.3492（20℃/4℃），爆炸极限（下限）10%。不溶于水，能混溶于丙酮、甲醇、乙醚、苯、四氯化碳。加热或燃烧可生成光气、氯化氢有毒气体。后者有刺激性的特殊气味，沸点 113.5℃，相对密度 1.4416（20℃/4℃），熔点 -37℃。能混溶于乙醇、乙醚、有机氯化物等一般有机溶剂。遇湿和在日光下，可释放出氯化氢烟雾。

（二）接触机会

工业上主要用于化学合成的中间体和有机溶剂。其中，1，1，1- 三氯乙烷用于生产热塑性高分子材料和杀虫剂的溶剂，金属和塑料模具清洁剂，机械、电子零件的洗涤剂、黏接剂，金属切削添加剂。1，1，2-三氯乙烷主要用作 1，1-二氯乙烷的制造原料，也用作脂肪、油、蜡、树酯的溶剂。

（三）临床表现

三氯乙烷急性中毒主要损害神经系统和肝脏。主要表现为中枢性抑制甚至麻醉作用以及消化道症状或体征，临床上可见口麻、头晕、食欲减退、恶心、呕吐、腹胀、心悸、步态蹒跚、似酒醉样、共济失调、嗜睡、眼结膜充血、手颤及舌颤、肝脏大、肝区叩击痛阳性、肝功能异常、血压下降及心律失常，尿中可见蛋白、红细胞等。严重者可出现呼吸抑制、抽搐、昏迷，甚至死亡。

另外，三氯乙烷特别是 1，1，2-三氯乙烷在一定条件下可产生氯化氢等刺激性气体。经呼吸道吸入者可出现呼吸系统症状，如咳嗽、咳痰、气急、面部青紫、呼吸困难等，两肺闻及干、湿啰音。严重者可致急性呼吸窘迫综合征（ARDS）。

皮肤接触后，可出现红斑、刺痛等接触性皮炎表现。

（四）实验室检查

呼出气、血、尿中三氯乙烷测定可作为接触指标。出现化学性吸入性气管－支气管－肺炎者，胸部 X 线可表现为双肺血管纹理增粗，边缘模糊，局部见点状或斑片状浸润影，甚至出现肺水肿表现。伴有肝脏损害者，ALT、AST、总胆红素等可增高。心电图可示心律失常。

（五）诊断及鉴别诊断

根据短期接触较高浓度三氯乙烷职业史和临床表现，结合现场调查，作出急性三氯乙烷中毒诊断。应与氯乙烷、酒精、一氧化碳、甲苯、二甲苯、精麻药品等中毒相鉴别。出现呼吸系统损害者应与其他刺激性气体或化学物质所致吸入性气管－支气管－肺炎及其他常见呼吸系统疾病相鉴别。呼出气、血、尿中三氯乙烷测定可作为诊断与鉴别诊断的参考依据。

（六）处理原则

急性中毒者应迅速脱离三氯乙烷作业环境至空气新鲜处，脱去污染衣物，清洗污染皮肤，并给予吸氧、卧床休息等处理。目前尚无特殊解毒剂。早期短期足量应用糖皮质激素，减轻肺部炎症反应，防治肺水肿、脑水肿。应用促进脑细胞功能恢复的药物，营养脑神经，以及其他对症支持治疗。出现肝功能损害时，积极给予保肝治疗。也可给予自由基清除剂如乙酰半胱氨酸，补充还原型谷胱甘肽，降低自由基引起的脂质过氧化反应。

六、溴 甲 烷

（一）理化特性

溴甲烷（methyl bromide，bromomethane）又名甲基溴或溴代甲烷。为无色、透明、带有甜味的易挥发液体。分子式 CH_3Br，相对分子质量 94.95，相对密度 $1.730g/cm^3$（0℃ /4℃），蒸气压 243.2kPa（25℃），沸点 4.6℃。不易燃烧和爆炸。略溶于水，能溶于多种有机溶剂。穿透力强，可穿透橡胶、布料、皮革、可在空气中迅速达到高浓度而不易被人察觉，具有高度危险性。

（二）接触机会

溴甲烷主要用作化工原料，甲基供体，作为杀虫剂、灭鼠熏蒸剂、灭火剂、冷冻剂。在从事上述化工、农业生产、生活中均可接触。

（三）临床表现

1. 急性中毒　溴甲烷主要通过呼吸道进入人体，也可通过皮肤黏膜吸收。接触到发病一般有 4~6 小时的潜伏期，短的可 20 分钟，也有长达 5 天者。吸入高浓度时可猝死。吸入较高浓度溴甲烷气体后，往往先出现眼和黏膜刺激症状，然后出现神经系统和呼吸系统损害。

（1）神经系统损害可有头痛、头晕、乏力、嗜睡、视物模糊、复视、步态蹒跚、共济失调、震颤、言语不清，有的出现精神症状，抑郁、表情淡漠或欣快、谵妄、狂躁、幻觉、定向力障碍、行为异常，有的可有四肢麻木、肢体麻痹等，严重者发生脑水肿，出现昏迷、抽搐、癫痫样发作等。

（2）呼吸系统损害可出现咳嗽、咳痰、胸痛、呼吸困难，两肺闻及干、湿啰音，甚至发生肺水肿。

（3）其他可引起肝、肾功能障碍和心肌损伤，出现食欲不振、恶心、呕吐、心律失常，严重者尚可发生急性肾功能衰竭及周围循环衰竭。

皮肤接触后 1 小时内有烧灼感，数小时后发生红斑和水疱，并可逐渐融合成大疱。也有 7~9 小时后出现丘疹者。

2. 慢性影响　长期接触溴甲烷后，可出现程度不等的头晕、头痛、乏力、嗜睡、记忆力下降、视力障碍、复视、精神萎靡、肢体麻木、痛触觉减退、病理征阳性、肌力下降、步态蹒跚、共济失调、运动性失语、脑膜刺激征阳性，个别严重者出现谵妄、狂躁、幻觉、意识模糊、抽搐等神经、精神行为异常。

（四）实验室检查

血溴、尿溴可增高，白细胞增多，肝肾功能异常，心肌损伤的心电图改变，胸部 X 线呈现肺炎、肺水肿，脑电图呈现多发性棘波和尖波，棘慢波综合和阵发性慢节律。

（五）诊断及鉴别诊断

根据明确的短期接触较高浓度溴甲烷的职业史，出现以中枢神经系统、呼吸系统损害为主的临床表现及其他必要的临床检查结果，结合现场调查，作出急性溴甲烷中毒的诊断。诊断分级应执行《职业性急性溴甲烷中毒诊断标准》（GBZ 10—2002）。

当接触史不太明确，血溴、尿溴的测定有助于明确诊断。血溴正常参考值在 25µmol/L 以下，一般血溴 >62.5µmol/L（50mg/L）时为危险水平，达 187.5µmol/L 时出现中毒症状；尿溴正常参考值上限为 12.5µmol/L。另外，测定现场工作环境空气中溴甲烷浓度对诊断亦有参考价值。

应与其他具有刺激性和神经毒性化学物引起的中毒相鉴别，如一氧化碳、硫化氢、磷化氢、氯甲烷、碘甲烷中毒等。同时，应与急性中枢神经系统感染性疾病作鉴别。

（六）处理原则

急性溴甲烷中毒无特效解毒剂，以对症、支持疗法为主。

应迅速将患者移离工作环境，至空气新鲜处，脱去污染衣物，迅速用肥皂水及清水冲洗污染皮肤，静卧，吸氧，严密观察至少 48 小时。保护重要脏器，早期足量应用糖皮质激素，防治肺水肿、脑水肿和肾衰竭。高渗葡萄糖、ATP、辅酶 A、细胞色素 C、B 族维生素、大剂量维生素保护细胞，胞二磷胆碱、脑活素等改善脑细胞代谢药物亦可选用。可试用含巯基药物，如半胱氨酸、谷胱甘肽等。出现肝功能损害时，积极给予保肝治疗。出现肾衰竭时，可用血液透析疗法，注意纠正酸中毒和电解质紊乱。出现抽搐时，可用镇静抗惊厥药，忌用溴剂和吗啡。恢复期可进行康复治疗。

七、溴　乙　烷

（一）理化特性

溴乙烷（bromoethane，ethyl bromide）又名乙基溴，为无色挥发性液体，气味似醚，遇空气和光颜色变黄。分子式 C_2H_5Br，相对分子质量 108.97，相对密度 1.451，蒸气密度 3.76，熔点 –118.5℃，沸点 38.4℃（101.3kPa），闪点 –20℃，爆炸极限 6.8%~11%。不溶于水，溶于乙醇、乙醚等多数有机溶剂。

（二）接触机会

主要用于化工生产和农业熏蒸作业，作为熏蒸杀虫剂，汽油的乙基化，溶剂，冷冻剂和麻醉剂。在从事上述化工、农业生产活动中均可接触。

（三）临床表现

1. 急性中毒　溴乙烷毒性与溴甲烷相似，但相对较弱。急性中毒以中枢神经系统和呼吸系统症状为主，并有黏膜刺激反应。表现有头痛、眩晕、面部潮红、瞳孔扩大、脉搏加快，流泪、畏光、眼刺痛、咽部不适、喉痒、咳嗽无痰等。严重者有四肢震颤、呼吸困难、发绀、虚脱，甚至因抑制呼吸中枢而致呼吸麻痹死亡等。

2. 慢性影响　长期接触溴乙烷可出现头痛、头晕、四肢乏力、麻木，身体沉重感。随后可有四肢无力加重、肌力减退、行走困难、腱反射亢进。可发生语言障碍，眼球、手指震颤，流涎等。

（四）实验室检查

可见血溴、尿溴增高，可有肝肾功能异常，胸部 X 线可呈现肺炎、肺水肿等。

（五）诊断及鉴别诊断

根据明确的短期接触较高浓度溴乙烷的职业史，出现以神经系统、呼吸系统损害为主的临床表现及其他必要的临床检查结果，结合现场调查，作出急性中毒的诊断。应与其他具有刺激性和神经毒性气体引起的中毒相鉴别，如一氧化碳、硫化氢、磷化氢、氯甲烷、碘甲烷、溴甲烷中毒等。同时，应与急性中枢神经系统感染性疾病作鉴别。

（六）处理原则

急性溴乙烷中毒无特效解毒剂，主要以对症、支持疗法为主。可参见"溴甲烷"。

（余　彬）

八、溴　丙　烷

（一）理化特性

溴丙烷有 1- 溴丙烷（1-bromopropane，1-BP）和 2- 溴丙烷（2-bromopropane，2-BP）两种同分异构体。1- 溴丙烷又名正- 溴丙烷（n-bromopropane，n-BP，或 n-propyl bromide），无色有刺激性液体，分子式 C_3H_7Br，相对分子质量 123.0，相对密度 1.35g/ml，微溶于水，20℃条件下水中溶解度 2.5g/L，溶于丙酮、氯仿等有机溶剂。熔点为 -110℃，沸点为 71℃，闪点 21℃。1-BP 具有易挥发、不易燃、在大气中半减期短、不破坏大气臭氧层等特点。

（二）接触机会

用于生产喷雾粘合剂、精密仪器的清洗剂和脱脂剂，制药业、杀虫剂和季胺类化合物合成的中间体，同时也用作酯类和蜡的溶剂，进行此类生产或使用过程均可导致接触。

（三）临床表现

1. 急性中毒 在通风不良和缺乏个体防护时，短期内接触较大量1-溴丙烷，可出现头痛、头晕、恶心、全身乏力或具有易兴奋、情绪激动、焦虑、易怒等精神症状，较重者可出现不同程度的意识障碍或小脑共济失调如持物不稳、站立不稳、步态蹒跚。

2. 慢性中毒 长期密切接触1-溴丙烷后，出现肢体远端麻木、刺痛、乏力、步态不稳，或伴有多汗及头晕、头痛、记忆力下降、抑郁、焦虑、易怒等症状，体检可见四肢对称性手套、袜套样的痛觉、触觉障碍，以下肢为重，同时伴有肢体远端音叉震动觉减退，跟腱反射减弱或消失。

（四）实验室检查

神经-肌电图检查对慢性1-溴丙烷中毒诊断有重要意义。肌电图可见自发电位、小力收缩时运动单位平均时限延长、多相电位增多、大力收缩时呈单纯相或混合相等，部分患者出现运动及感觉传导速度减慢、运动神经远端潜伏期延长等。

（五）诊断及鉴别诊断

根据短期接触较高浓度或长期密切接触1-溴丙烷的职业史，出现以中枢神经系统或周围神经损害为主的临床表现，可作出急性或慢性1-溴丙烷中毒的诊断。慢性1-溴丙烷中毒的诊断分级应执行《职业性溴丙烷中毒的诊断》（GBZ 289—2017）。

以中枢神经系统功能障碍为主要表现的急性1-溴丙烷中毒需要与急性脑血管病、颅脑外伤、癫痫、急性药物中毒、中枢神经系统感染性疾病等鉴别；以周围神经损害为主要表现的慢性1-溴丙烷中毒需要排除其他原因引起的周围神经病，如呋喃类、异烟肼、砷、三氯乙烯、氯丙烯、磷酸三邻甲苯酯（TOCP）、甲基正丁基酮、丙烯酰胺、二硫化碳、正己烷等中毒及糖尿病、感染性多发性神经炎、腰椎间盘突出症等。

（六）处理原则

1. 急性中毒者应迅速脱离1-溴丙烷作业环境，脱去污染的衣物，清洗污染的皮肤、黏膜，保持安静，并采用吸氧、B族维生素、神经营养药物治疗，如有明显意识障碍者可短程足量应用肾上腺糖皮质激素，辅以其他对症、支持等综合治疗。

2. 慢性中毒以促进神经修复、再生为主，根据需要给予B族维生素、神经营养药物、中医中药及对症治疗，恢复期并辅以康复治疗。

（缪荣明 张 丽）

九、碘 甲 烷

(一)理化特性

碘甲烷（iodomethane）又名甲基碘（methyl-iodide），为无色有甜味的酸性透明液体，暴露于空气中或曝光下因析出游离碘而成黄至棕色。分子式 CH_3I，相对分子质量 141.95，密度 $2.279g/cm^3$（20/4℃），微溶于水，易溶于乙醇、乙醚和四氯化碳。熔点为 -66.1℃，沸点为 42.5℃，蒸气压 53.3kPa（25℃），蒸气密度 4.9g/L。

(二)接触机会

碘甲烷常作为碘甲基蛋氨酸、镇痛药、解毒药等药物和灭火剂的生产原料，以及其他有机化合物的合成原料，也可作为甲基化试剂用于吡啶的检验和显微镜等高质玻璃的检查，还可作为熏蒸消毒剂。在农业生产上作为杀真菌剂、杀植物寄生线虫剂、杀土壤病原体剂、播前杀虫剂和除草剂等。在上述工农业活动和碘甲烷生产过程中都有接触机会。

(三)临床表现

碘甲烷是神经毒剂也是神经麻醉剂。急性碘甲烷中毒多因呼吸道吸入蒸气所致，以中枢神经系统为主要靶器官，多灶性神经系统（如大脑、小脑、颅神经）损害为特点，急性中毒性脑病为主要临床表现。潜伏期一般为 2~72 小时。轻者可表现为头晕、困倦、乏力、恶心、呕吐等。脱离接触后症状多在 72 小时内明显减轻或消失。较重者可出现小脑性共济失调，表现为复视、言语不清、步态不稳、眼球震颤或运动障碍、构音障碍、辨距不良、步态蹒跚等，少数可有下肢肌张力减退。重者可出现幻觉、妄想、精神运动性兴奋或攻击行为以及嗜睡、抽搐、昏迷等精神、意识障碍，甚至因脑疝死亡。诊断、治疗不及时，可留有精神、行为、认知障碍等后遗症。

除中枢神经系统损害外，有的中毒患者还可出现咳嗽、咳痰、呼吸困难，心动过缓、轻度 ST 段下移、Q-T 间期延长等心电图异常，尿少、血钾降低、尿素氮增高、代谢性酸中毒等。皮肤接触者可见局部潮红、水肿、丘疹、水疱形成，自觉烧灼、麻木，治疗后皮损可消退、脱屑，无色素沉着。

(四)实验室检查

急性碘甲烷中毒者血中可检测出碘甲烷，尿中检测出碘。脑核磁共振扫描（MRI）显示脑白质和和基底核病变，小脑中脚及胼胝体压部异常信号。脑 CT 扫描也有助于评价小脑病变的严重程度。

(五)诊断及鉴别诊断

根据短期接触较高浓度碘甲烷的职业史，出现以中枢神经系统损害为主的临床表现及其他必要的临床检查结果，结合现场调查，作出急性碘甲烷中毒的诊断。诊断分级应执行《职业性急性碘甲烷中毒的诊断》（GBZ 258—2014）。

急性碘甲烷中毒应与急性溴甲烷、二氯甲烷、乙醇、汽油、一氧化碳中毒，以及亚急性小脑病变、多发性硬化、急性播散性脑脊髓膜炎等急性中枢神经系统疾病相鉴别。

（六）处理原则

急性碘甲烷中毒无特效解毒剂。治疗重点是纠正缺氧及防治脑水肿。急性中毒者应迅速脱离碘甲烷作业环境，脱去污染的衣物，清洗污染的皮肤、黏膜，保持安静，及时给予合理的氧疗、高渗脱水剂和利尿剂，早期、足量、短程应用糖皮质激素，应用促进脑细胞功能恢复的药物，以及其他对症支持治疗。

（余　彬）

十、四氯化碳

（一）理化特性

四氯化碳（carbon tetrachloride）又称四氯甲烷（tetrachloromethane），为无色、易挥发、不易燃的液体。分子式 CCl_4，分子量 153.84，相对密度 $1.59g/cm^3$，熔点 $-22.6℃$，沸点 $76.8℃$，可溶于乙醇、乙醚、氯仿等有机溶剂，是一种非极性分子，微溶于水，不易燃，但与某些金属（铝、镁、锌）反应有易燃爆炸危险，遇火或炽热物可分解为二氧化碳、氯化氢、光气和氯气等。

（二）接触机会

广泛用作清洗剂、萃取剂、驱虫剂、干洗剂、麻醉剂、灭火剂及化工合成原料等。作为化工原料用于制造氯氟甲烷、氯仿和多种药物，作为有机溶剂用于油、脂肪、蜡、橡胶、油漆、沥青及树脂的溶剂。在其生产制造及使用过程中，均可有四氯化碳的接触。

（三）临床表现

1. 急性中毒

（1）神经系统：早期可有头晕、头痛、乏力、神志恍惚、步态蹒跚、短暂意识障碍或昏迷，呈中枢神经抑制表现；较高浓度时可迅速出现昏迷、抽搐、猝死，但肝、肾损害表现可不明显。

（2）消化系统：多在接触3天左右出现食欲缺乏、恶心、呕吐、腹胀、腹痛、腹泻、肝脏大和触痛，病情严重时可出现黄疸、腹水甚至肝性脑病等。

（3）泌尿系统：多数急性中毒患者有不同程度的肾损害，出现蛋白尿、红细胞尿或管型尿，严重者可有少尿、无尿、氮质血症等肾功能衰竭表现。

少数患者可出现心肌损害、心律失常及心室颤动等；呼吸道吸入患者，可伴有上呼吸道刺激症状。

2. 慢性中毒　长期接触四氯化碳可出现头晕、乏力、失眠、记忆力减退、食欲缺乏、胃肠功能紊乱、肝大、肝功能异常等，少数病例出现球后视神经炎、听力障碍及再生障碍性贫血。皮肤长期接触，可因脱脂而出现干燥、脱屑和皲裂等。

（四）实验室检查

1. 肝功能检查　血清 ALT、AST 活性升高明显，可作为四氯化碳中毒急性期肝功能损害的主要诊断指标。严重受损时血清胆红素、凝血酶原时间明显升高。

2. 尿常规和肾功能检查　早期肾损害可出现蛋白尿、血尿及管型尿。血尿素氮和肌酐增高、内生肌酐清除率降低可提示肾功能损害的严重程度。

3. 血及呼出气四氯化碳浓度测定，可作为诊断参考。

（五）诊断及鉴别诊断

根据短期内接触较高浓度四氯化碳职业史，较快出现中枢神经系统和（或）、肝、肾损害的临床表现，结合实验室检查和现场职业卫生学调查资料综合分析，排除其他病因所致类似疾病后，方可作出急性中毒的诊断。诊断分级应执行《职业性急性四氯化碳中毒诊断标准》（GBZ 42—2002）。

急性中毒昏迷时，应注意与流行性脑脊髓膜炎、乙型脑炎等感染性疾病相鉴别。出现肝、肾损害时，应与病毒性肝炎、药物性肝炎、肾内科疾病及其他中毒性肝、肾疾病相鉴别。

（六）处理原则

目前尚无特效解毒剂，主要按一般急救措施及对症治疗。

1. 急性中毒者应迅速脱离作业环境，脱去污染的衣物，用清水或 2% 碳酸氢钠溶液清洗污染的皮肤、黏膜至少 15 分钟。口服中毒必须尽早洗胃，先用石蜡或植物油溶解四氯化碳。

2. 密切观察注意肝肾功能情况，积极预防肝肾及神经系统损害。

3. 忌用肾上腺及含乙醇药物，予以高热量、高维生素及低脂饮食。乙酰半胱氨酸和谷胱甘肽有一定疗效。重症病例可给予血液净化疗法，也可考虑使用高压氧治疗。

十一、氯　乙　烯

（一）理化特性

氯乙烯（chloroethylene）又称乙烯基氯（vinyl chloride），为无色易液化气体，有醚臭味，加压后可变成液体。分子式：$CH_2=CHCl$，相对分子质量62.5，液体相对密度 $0.9121g/cm^3$，沸点 $-13.9℃$，闪点 $-78℃$，易燃、易爆，微溶于水，可溶于乙醚、乙醇、四氯化碳、二氯乙烷及轻汽油等。与空气混合时，爆炸极限为 4%~21%。

（二）接触机会

氯乙烯为生产聚氯乙烯的单体，也可以与醋酸乙烯或丙烯腈制成共聚物，用作绝缘材料、粘合剂、涂料、纺织合成纤维等，还可以作为化学中间体或溶剂。氯乙烯的合成以及聚合反应过程，都有可能接触氯乙烯。氯乙烯主要由吸入其蒸气而进入体内，皮肤受其液体污染也可部分吸收。

（三）临床表现

1. **急性中毒**　主要发生在聚合釜清釜工作设备检修或意外事故，大量吸入氯乙烯所致。轻度中毒时出现眩晕、头痛、恶心、胸闷、步态蹒跚等，如及时脱离现场，吸入新鲜空气可很快恢复。严重中毒者，出现意识障碍，甚至死亡。

2. **慢性中毒**　长期接触氯乙烯对人体多个系统均有不同程度的影响。可有眩晕、头痛、睡眠障碍、记忆力减退及烦躁不安等类神经症表现，并可有多汗、手足发冷等自主神经功能失调症状，有时有手指、舌或眼球震颤；食欲减退、恶心、呃逆、腹胀、便秘或腹泻等消化系统症状，肝大、肝功能异常。也可出现雷诺现象及肢端溶骨症。

氯乙烯已确定为人类致癌物，可导致肝血管肉瘤，早期临床表现不一、有腹胀、腹痛、倦怠等，晚期有腹水、消瘦、腹痛加剧、上消化道出血；贫血、肝功能异常。

3. **皮肤损害**　皮肤接触氯乙烯液体，即引起局部麻木，随之出现红斑、水肿以至局部坏死等改变。经常接触氯乙烯可发生皮肤干燥、皲裂、丘疹、粉刺或手掌角化、指甲变薄等，出现湿疹样皮炎、过敏性皮炎及硬皮病样改变。

（四）实验室检查

肝功能检测包括血清丙氨酸氨基转移酶（ALT）、天冬氨酸氨基转移酶（AST）、碱性磷酸酶（ALP）、γ-谷氨酰转移酶（GGT）、总胆红素（TBil）等可见异常。肝脏穿刺组织病理学检查可以直接反映肝组织的病理变化。

X线检查可发现氯乙烯作业人员的手部骨质结构异常改变，早期可表现为骨皮质硬化或骨质疏松。

（五）诊断及鉴别诊断

氯乙烯中毒的诊断及诊断分级应执行《职业性氯乙烯中毒的诊断》（GBZ 90—2017）。

根据短期吸入较高浓度氯乙烯的职业接触史，出现以中枢神经系统损害为主的临床表现，可伴有肝脏及其他器官系统损害，结合实验室检查结果及工作场所职业卫生学调查，综合分析，排除其他原因所致类似疾病，可作出急性氯乙烯中毒的诊断。

根据长期接触氯乙烯的职业史，出现以肝脏损害、雷诺现象及肢端溶骨症等为主的临床表现，结合实验室检查结果及工作场所职业卫生学调查，综合分析，排除其他原因所致类似疾病可诊断慢性氯乙烯中毒。慢性氯乙烯中毒引起的肝脏损害应与病毒性肝炎、自身免疫性肝病、脂肪肝和酒精性肝炎等相鉴别，特别要考虑两种病因交叉作用的可能性。临床上应全面分析，不应单凭病毒性肝炎血清学指标阳性、超声影像脂肪肝等即排除氯乙烯中毒对肝脏的影响。

氯乙烯所致肝血管肉瘤的诊断可参考《职业性肿瘤的诊断》（GBZ 94—2017）。

（六）处理原则

1. 急性氯乙烯中毒应迅速将患者移离作业环境，脱去污染的衣物，清洗污染的皮肤、黏膜。无特效解毒剂，给予对症治疗，维持生命体征，预防并发症。

2. 慢性氯乙烯中毒需脱离作业环境，给予对症处理。如有肝病或肢端溶骨症的患者，积极治疗。雷诺症及皮肤病可使用糖皮质激素、免疫抑制药物。肝血管肉瘤患者视病情手术切除或采用化疗或放疗治疗。

十二、二氯乙烯

（一）理化特性

二氯乙烯（ethylene bromide）有 1，1- 二氯乙烯（1，1-dichloroethylene）和 1，2- 二氯乙烯（1，2-dichloroethylene）两种异构体。1，1- 二氯乙烯为无色、易挥发、具有芳香味的液体。相对分子质量 96.65，密度 1.212g/m^3，沸点 32℃，蒸气密度 3.34g/L。不溶于水，溶于有机溶剂。蒸气遇空气形成爆炸性过氧化物，后者缓慢分解，生成甲醛、光气、氯化氢。1，2- 二氯乙烯为无色具有氯仿气味的液体。顺式结构沸点 60.3℃，密度 1.2837g/m^3，蒸气密度 3.34g/L；反式结构沸点 47.5℃，密度 1.2565g/m^3，蒸气密度 3.34g/L，微溶于水，可溶于乙醇、乙醚。蒸气遇空气形成爆炸性混合物。

（二）接触机会

1，1-二氯乙烯与氯乙烯或丙烯腈共聚，用于制造合成纤维，也用作化学中间体；1，2-二氯乙烯用于低温萃取剂、冷冻剂，并用于配制清漆和橡胶溶液等。生产及使用过程均有机会接触。主要经呼吸道吸入，可快速吸收。

（三）临床表现

短时间吸入较高浓度二氯乙烯蒸气后，可出现眼、上呼吸道刺激症状，严重时可发生声门痉挛、支气管肺炎、肺水肿等。浓度继续增高时，出现眩晕、恶心、呕吐、酩酊状态，甚至昏迷。

长期接触出现头晕、失眠等神经系统症状，并可有肝、肾功能损害。

（四）诊断及鉴别诊断

根据短期接触较高浓度二氯乙烯的职业史，出现呼吸系统及神经系统损害为主的临床表现，可作出急性二氯乙烯中毒的诊断。以中枢神经系统功能障碍为主要表现的二氯乙烯中毒需与急性脑血管病、颅脑外伤、癫痫、急性药物中毒、中枢神经系统感染性疾病等鉴别。

（五）处理原则

1. 急性中毒患者应迅速脱离作业环境，脱去污染的衣物，用大量的水清洗污染的皮肤、黏膜，并给予对症治疗。

2. 1，2-二氯乙烯中毒抢救时禁用肾上腺素类药物，吸入5%二氧化碳和氧的混合气体有助于毒物的排出。

十三、三氯乙烯

（一）理化特性

三氯乙烯（trichloroethylene）为无色、易挥发、具有氯仿样微甜气味的液体。分子式 $CHCl=CCl_2$，相对分子质量131.4，密度$1.46g/m^3$，沸点86.7℃，蒸气密度4.54g/L。难溶于水，可与醇、醚等有机溶剂和油类相混溶。不易燃烧，在有空气存在的情况下，当温度高于400℃时，可分解生成光气、氯化氢和一氧化碳。

（二）接触机会

三氯乙烯主要用于金属部件去油污和冷清洗、纺织物的干洗、有机合成、印刷油墨、粘合剂除垢剂、清洗液等。

（三）临床表现

1. 急性中毒　短期内吸入高浓度三氯乙烯蒸气或经皮吸收后，可出现眩晕、头痛、恶心、呕吐、倦怠、酩酊感、易激动、步态不稳、嗜睡等。重者可出现意识混浊、幻觉、谵妄、抽搐、昏迷和呼吸抑制等，可伴有肝、肾损害。短时间接触高浓度三氯乙烯，除中枢神经麻痹外，还出现以三叉神经为主的脑神经损害。在极高浓度下，患者常迅速昏迷。

2. 慢性影响　长期接触三氯乙烯可出现头痛、头晕、食欲不振、乏力、虚弱、记忆力减退、睡眠障碍、情绪不稳定、判断力下降和共济失调等。

3. 三氯乙烯药疹样皮炎　接触三氯乙烯后，一般需经过 5~40 天或更长的潜伏期发病，通常不超过 80 天。皮损表现为急性皮炎，多呈剥脱性皮炎，部分为多形红斑或大疱性表皮松解症，常伴有发热、肝损害和浅表淋巴结大。

（四）实验室检查

急性中毒时尿三氯乙酸含量增高，为可靠的接触指标，可供诊断或鉴别诊断参考。尿三氯乙酸浓度 0.3mmol/L（50mg/L）为接触三氯乙烯劳动者的生物限值。

（五）诊断及鉴别诊断

1. 急性中毒　根据短期内接触较大量的三氯乙烯职业史，以神经系统损害为主并可有肝、肾和心脏损害的临床表现，结合职业卫生现场调查，参考尿三氯乙酸含量的测定，综合分析并排除其他病因所致类似疾病，可诊断为急性中毒。诊断分级应执行《职业性急性三氯乙烯中毒诊断标准》（GBZ 38—2006）。应与其他有机溶剂引起的急性中毒相鉴别。

2. 药疹样皮炎　根据明确的职业接触三氯乙烯史，皮肤急性炎症性反应、发热、肝损害和浅表淋巴结肿大为主的临床表现及实验室检查结果，结合现场职业卫生学调查，进行综合分析，并排除其他原因所致的类似疾病，方可诊断。三氯乙烯引起药疹样皮炎与接触浓度间不存在剂量－反应关系，同工种、同样工作环境下仅个别人发病。除要排除药疹、食物过敏、感染性疾患外，还应注意与接触性皮炎、痘疮样类银屑病及葡萄球菌性烫伤样皮肤综合征等其他皮肤疾病鉴别。

（六）处理原则

1. 急性中毒迅速脱离现场，更换污染衣物，清洗污染皮肤，静卧保暖；无特效解毒剂，给予对症治疗，积极防治脑水肿和心、肝、肾损害；忌用肾上腺素及其他拟肾上腺素药物。避免使用含乙醇的药物，如氢化可的松注射剂等。

2. 药疹样皮炎

（1）立即脱离原岗位，及时清洗污染皮肤、更换污染衣物。

（2）合理应用糖皮质激素，使用原则为及早、足量及规则减量。

（3）积极的护肝治疗及严格的皮肤、黏膜护理。一般不予抗生素作预防性抗感染治疗，但一旦确诊为感染，应尽快选用合适的抗生素治疗。

（4）因患者处在高敏状态，不少药物尤其是抗生素和解热镇痛药等易诱发和加重药疹，使病情复杂化，故用药力求简单，避免交叉过敏。

（5）加强营养支持及其他对症处理。

（6）治愈后严禁再从事接触三氯乙烯的工作。

十四、四氯乙烯

（一）理化特性

四氯乙烯（tetrachloroethylene）又名全氯乙烯，有为无色、具有乙醚样气味的液体。分子式 $CCl_2=CCl_2$，相对分子质量 165.85，密度 $1.623g/m^3$，沸点 121℃，蒸气密度 5.7g/L。微溶于水，可溶于乙醇、乙醚等有机溶剂。在紫外线下可产生光气。

（二）接触机会

工业上主要作有机溶剂，特别用于服装干洗、去油剂等，也用于化工合成中间体，操作、生产过程均有机会接触。医疗上也可用于驱虫。

（三）临床表现

1. 急性中毒　急性吸入中毒者，开始有眼灼痛、流泪、流涎、口干、咽喉刺激感，之后出现头晕、头痛、恶心、呕吐、四肢乏力、运动失调以及酒醉样症状。严重时出现精神症状、抽搐、喉头水肿、呼吸困难及昏迷。

2. 慢性影响　长期接触后可感乏力、眩晕、恶心、酩酊感等不适，并有黏膜刺激症状，出现色觉减退。皮肤接触可出现皮炎和湿疹。

（四）实验室检查

尿中可检出三氯乙酸、乙二酸等四氯乙烯的代谢产物。

（五）诊断及鉴别诊断

根据短期内接触较大量的四氯乙烯职业史，以皮肤黏膜刺激症状，神经系统损害为主的临床表现，结合职业卫生现场调查，综合分析并排除其他病因所致类似疾病可诊断为急性中毒。

（六）处理原则

急性中毒者应迅速脱离现场，更换污染衣物，清洗污染皮肤，密切观察病情。口服中毒时，及早洗胃、催吐及导泻，但忌用油类。无特效解毒剂，以对症及支持治疗为主，重点防治中枢神经系统和肝、肾损害。

十五、氯 丙 烯

（一）理化特性

氯丙烯（chloropropene）又名 3-氯丙烯或烯丙基氯，为无色透明、具有辛辣味和易燃与易挥发的液体。分子式 $CH_2=CHCH_2$，相对分子质量

165.85，密度 $1.623g/m^3$，沸点 $121℃$，蒸气密度 $5.7g/L$。微溶于水，可溶于乙醇、乙醚等有机溶剂。在紫外线下可产生光气。

（二）接触机会

工业上主要用于制备环氧氯丙烷，生产环氧树酯或甘油，或以合成丙烯磺酸钠，作为聚丙烯腈纤维的原料之一。氯丙烯在常温下易挥发，在密闭不严的生产条件下，有机会接触，可经呼吸道、消化道及皮肤吸收。

（三）临床表现

1. 急性影响　高浓度的氯丙烯对皮肤黏膜具有刺激性。接触者可出现咽干、鼻发呛、胸闷，头晕、头沉、嗜睡、全身无力等症状。一般脱离后症状即消失。

2. 慢性中毒　长期接触氯丙烯可引起中毒性多发性神经病，临床上出现腿部或手部肌肉力弱，呈渐进性加重，快步行走及手指精细动作均感困难，手足有针刺感。突出表现为对称性远端运动及感觉障碍，肢体远端手套袜套样感觉减退，肌力下降，严重者两腿可轻瘫。

（四）实验室检查

神经-肌电图检查对慢性氯丙烯中毒早期诊断具有重要意义，重点检查肢体远端肌肉的肌电图，如手部拇短展肌及小指展肌；因足部小肌肉检查不易得到被检者的配合，故下肢检查常选用胫骨前肌或腓肠肌。测定神经传导速度时，上肢一般取正中神经和尺神经，下肢一般取腓总神经和胫后神经。

（五）诊断及鉴别诊断

根据长期密切接触氯丙烯的职业史及以多发性周围神经损害为主的临床表现以及神经-肌电图改变，结合现场卫生学调查和空气中氯丙烯浓度测定资料，排除其他病因引起的周围神经病后，可诊断为慢性氯丙烯中毒。诊断分级应执行《职业性慢性氯丙烯中毒诊断标准》（GBZ 6—2002）。周围神经病可由其他疾病引起，如糖尿病、营养缺乏病、压迫性损伤、药物及其他工业毒物中毒和遗传性疾病、感染性疾病或结缔组织病等，故应从职业史、病史、体检及实验室检查中加以排除。

（六）处理原则

慢性氯丙烯中毒性神经病患者，应脱离氯丙烯作业，并按有关中毒性周围神经病的对症支持治疗方法进行处理，可用 B 族维生素、能量合剂或具有活血通络作用的中药治疗，并辅以体疗、理疗、针灸疗法等。

（朱文静）

第三节 醇 类

一、甲 醇

（一）理化特性

甲醇（carbinol，methanol，methyl alcohol）又称木醇或木酒精，为无色澄清液体，有刺激性气味。分子式 CH_3OH，相对分子质量 32.04，沸点 64.8℃，相对密度 0.79，蒸气密度 1.11g/L，饱和蒸气压 12.3kPa（20℃）。溶于水，可混溶于醇、酮、苯、卤代烃、醚等多数有机溶剂。

（二）接触机会

甲醇在工业、医药行业、日用化妆品等行业广泛应用。作为原料和溶剂，可用作制造甲醛、香精、火药、甲胺和杀虫剂等；作为溶剂，用于染料、树酯、人造革、橡胶、喷漆等的生产；也可用作油漆、颜料的去除剂，防冻剂，萃取剂，橡胶加速剂，管道脱水剂、焊剂，乙醇的变性剂等。

（三）临床表现

1. 急性中毒 主要由于吸入甲醇蒸气或误服含甲醇的酒或饮料所致。临床上以中枢神经系统损害、眼部损害和代谢性酸中毒的表现为主。

中枢神经系统损害轻者表现为头痛、眩晕、乏力、嗜睡和意识混浊等，重者出现昏迷和癫痫样抽搐。眼部最初表现为视物模糊、眼球疼痛、畏光、幻视等，重者视力急剧下降，甚至失明。代谢性酸中毒轻者无症状，仅在实验室检查时发现，重者可出现呼吸困难、Kussmaul 呼吸及难治性的全身症状。

口服中毒者尚可出现为恶心、呕吐等胃肠症状，严重者可伴有心、肝、肾损害。

2. 慢性影响 国外文献报道长期接触甲醇劳动者可出现头痛、视物模糊和鼻部刺激等症状。皮肤反复接触甲醇溶液，可引起局部脱皮和皮炎。

（四）实验室检查

血液甲醇和甲酸测定有助明确诊断和协助治疗。尿甲醇和甲酸测定主要用于职业接触工人的生物监测。血气分析或二氧化碳结合力测定用于监测酸中毒和判断病情严重程度。CT 检查为诊断急性甲醇中毒性脑病的重要手段，并可帮助判断病情和预后。严重中毒时，白细胞和红细胞平均容积增高，口服中毒者血清淀粉酶可增高，少数患者肝、肾功能异常，个别患者出现肌红蛋白尿。

（五）诊断及鉴别诊断

根据接触史、临床表现和实验室检查，排除其他类似疾病后，可作出急性甲醇中毒的诊断。诊断分级应执行《职业性急性甲醇中毒的诊断》（GBZ 53—2017）。

应与急性氯甲烷中毒、急性异丙醇中毒、糖尿病酮症酸中毒、胰腺炎、脑膜炎和蛛网膜下腔出血等鉴别。在甲醇中毒早期，易误诊为上呼吸道感染或急性胃肠炎等。此外，尚需与饮酒过度产生的症状相鉴别。

（六）处理原则

急性中毒治疗必须及时。职业中毒患者应立即移离现场，脱去污染的衣服。口服中毒患者，视病情采用催吐或洗胃。重度中毒患者应及时进行血液透析。

根据血气分析或二氧化碳结合力测定及临床表现纠正酸中毒。

可使用解毒剂乙醇、叶酸类。

给予对症和支持治疗，增加营养，纠正电解质平衡，积极防治脑水肿。

二、乙　醇

（一）理化特性

乙醇（alcohol，ethanol）又名酒精，为无色易燃易挥发的液体，分子式 C_2H_5OH，相对分子质量 46.07，沸点 78.5℃，相对密度 0.79，蒸气密度 1.59g/L，饱和蒸气压 5.73kPa（20℃），闪点 12.78℃，爆炸极限 3.3%~19.0%。与水混溶，可混溶于醚、氯仿、甘油等多数有机溶剂。

（二）接触机会

可用作工业溶剂、防冻剂和燃料。亦可用于树酯、合成橡胶、塑料等。70%的酒精在医疗工作中用作消毒剂。日常酒类饮料含有不同浓度的乙醇。

（三）临床表现

1. 急性中毒　主要见于过量饮酒者，职业中毒者少见。轻度中毒和中毒早期表现为兴奋、欣快、言语增多、颜面潮红或苍白、步态不稳、轻度动作不协调、判断力障碍、语无伦次、眼球震颤，甚至昏睡。重度中毒者可出现深昏迷、呼吸表浅或呈潮式呼吸，并可因呼吸麻痹或循环衰竭而死亡。重症患者瞳孔常缩小，体温和血压下降、脉搏减慢。

2. 慢性中毒　在生产中长期接触高浓度本品可引起鼻、眼、黏膜刺激症状以及头痛、头晕、疲乏、易激动、震颤、恶心等。长期酗酒可引起多发性神经病、慢性胃炎、脂肪肝、肝硬化、心肌损害及器质性精神病等。皮肤长期接触可起干燥、脱屑、皲裂和皮炎。

（四）实验室检查

血液中乙醇浓度增高可作为接触指标。

（五）诊断及鉴别诊断

根据接触史和临床表现，乙醇中毒一般不难确诊。呼出气和呕吐物中乙醇气味有助于急性中毒诊断。急性乙醇中毒需与甲醇、异丙醇及其他化学物中毒、药物中毒、脑膜炎和头颅损伤相鉴别。

（六）处理原则

1. 急性中毒　吸入中毒者应立即移至安全区空气新鲜处，除去污染衣物，保暖。

口服大量乙醇在 30 分钟内可催吐（禁用阿扑吗啡）或用 1% 碳酸氢钠溶液洗胃。一般酒醉无需治疗。重度中毒者给予对症和支持治疗：可静脉注射高渗葡萄糖，肌内注射维生素 B_1、维生素 B_6 和烟酸等；昏迷或呼吸表浅者可适量给予呼吸兴奋剂，并可用纳洛酮静脉注射，每日数次；呼吸衰竭时，可用呼吸器；注意维持电解质和酸碱平衡，积极防治脑水肿和肝脏损害；避免使用吗啡和巴比妥类药物；极严重者可用血液透析治疗。

2. 慢性中毒　应彻底戒酒，注意保肝，治疗多发性神经病和给予其他对症处理。

三、正　丙　醇

（一）理化特性

正丙醇（n-propyl alcohol）为无色挥发性液体，分子式 $CH_3CH_2CH_2OH$，相对分子质量 60.1，密度 $0.804g/cm^3$（20/4℃），沸点 97.3℃，蒸气压 2.8kPa（25℃）。能与水、乙醇和乙醚等混溶。

（二）接触机会

主要用作溶剂和化学中间体，用于制药、印刷油墨、化妆品等，也可应用于天然胶、合成树脂等生产，主要通过呼吸道吸入和皮肤吸收进入人体。

（三）临床表现

本品毒性作用与乙醇相似，但毒性高于乙醇。人吸入高浓度可出现眼和上呼吸道黏膜刺激症状及中枢神经系统抑制症状。做消毒剂可引起接触性变应性皮炎。工业生产中尚未见中毒病例发生。口服可致恶心、呕吐、腹痛、腹泻，大量口服中毒者可出现昏迷甚至死亡。据报道，1 例口服 400ml 正丙醇致死者出现脑水肿和肺水肿。

（四）诊断及鉴别诊断

根据确切的正丙醇接触史及相应的临床表现，并经过鉴别诊断排除其他疾病后，方可作出急性正丙醇中毒的诊断。需与甲醇、乙醇及其他化学物中毒、药物中毒相鉴别。

（五）处理原则

中毒者应立即移至安全区空气新鲜处，除去污染衣物，保暖、安静。皮肤污染者用肥皂水和清水清洗。眼睛污染：用慢性流动性清水或生理盐水冲洗。尽快就医，昏迷或呼吸表浅者可适量给予呼吸兴奋剂；呼吸衰竭时，可用呼吸器；注意维持电解质和酸碱平衡，积极防治脑水肿和肺水肿。

四、戊 醇

（一）理化特性

戊醇（amyl alcohol）无色液体，略有气味。分子式 $C_5H_{11}OH$，相对分子质量88.15。沸点137.8℃，相对密度0.81，蒸气密度3.04，饱和蒸气压1.33kPa（44.9℃），闪点33℃。微溶于水，可混溶于乙醇、乙醚等多数有机溶剂。

（二）接触机会

用作溶剂、中间体、有机合成、药物制造及多种化工产品的制造，如油漆、橡胶、制药、塑料、香精、炸药制造等工业。工业生产中主要经呼吸道吸入和皮肤吸收进入人体。

（三）临床表现

吸入戊醇蒸气可产生明显的眼和上呼吸道刺激症状，伴有头痛、眩晕、呼吸困难、恶心、呕吐和腹泻等。重者呈复视、谵妄和昏迷。口服戊醇所致非职业性中毒病例，出现昏迷、糖尿和高铁血红蛋白血症。

（四）诊断及鉴别诊断

有确定的接触史，结合临床表现，参考实验室检查结果和职业卫生学调查资料，排除其他类似疾病后，可诊断为急性戊醇中毒。应与甲醇、乙醇、甲醛等中毒相鉴别。

（五）处理原则

患者移至安全区空气新鲜处，除去污染衣物，保暖、安静。皮肤污染后，用肥皂水和清水冲洗至少15分钟。眼睛污染后，用慢速流动清水或生理盐水冲洗；保持呼吸道通畅，呼吸困难给氧，并给予对症治疗。误服者应立即漱口，饮适量温水，催吐。

五、正 丁 醇

（一）理化特性

正丁醇（n-butyl alcohol）无色透明液体，具有特殊气味。相对分子质量 74.12，沸点 117.5℃，相对密度 0.81，蒸气密度 2.55，饱和蒸气压 0.82kPa（25℃），闪点 29℃。微溶于水，溶于乙醇、醚等多数有机溶剂。

（二）接触机会

作为溶剂，用于油漆、涂料、染料、人造纤维、树酯、橡胶、香料等，也用于制取酯类、塑料增塑剂、医药、喷漆，在以上工业生产过程中均可接触本品。职业性接触的主要途径是呼吸道吸入和经皮吸收。

（三）临床表现

吸入较高浓度蒸气后，可产生不同程度的眼、鼻、咽喉刺激症状和头痛、眩晕、嗜睡等中枢神经系统抑制症状。皮肤接触后，局部轻度充血和红斑，可发生接触性皮炎。

（四）诊断及鉴别诊断

有确定的接触史，结合临床症状体征，参考实验室检查结果和职业卫生学调查资料，排除其他类似疾病后可诊断为急性中毒。

（五）处理原则

迅速脱离现场至空气新鲜处，保持呼吸道通畅。眼睛接触时，用流动清水或生理盐水冲洗 15 分钟以上。皮肤污染者要脱去被污染的衣服，用肥皂水和清水彻底冲洗皮肤。误服者立即漱口，清醒者催吐。给予对症治疗。

六、异 丙 醇

（一）理化特性

异丙醇（isopropanol）无色透明液体，有似乙醇和丙酮混合物的气味。分子式 $CH_3CHOHCH_3$，相对分子质量 60.1，密度 0.7874g/cm^3（20/20℃），沸点 82.4℃，熔点 −88.5℃，蒸气压 5.87kPa（25℃），蒸气密度 2.08g/L，闪点 11.7℃。溶于水、醇、醚、苯、氯仿等多数有机溶剂。

（二）接触机会

工业上广泛用作溶剂、消毒剂、防腐剂和防冻剂，用于制药、化妆品、各种清洁剂、油漆和清漆去除剂等。家庭用"摩擦醇"含 70% 异丙醇溶液，其常与乙醇、甲醇或乙二醇混用或作为它们的代用品。医疗中可用于物理降温。在上述生产和使用过程中均可接触异丙醇或吸入其蒸气。

（三）临床表现

急性中毒多由口服大量异丙醇所致，可同时经呼吸道吸入和经皮吸收而中毒。

吸入高浓度异丙醇蒸气，可引起眼、鼻和咽喉部刺激症状。口服导致中毒表现为恶心、呕吐和腹痛，偶有呕血。轻者尚有头晕、头痛、言语不清、步态不稳、意识混浊、心动过速等。重者昏迷、腱反射消失，并可出现呼吸抑制和低血压。少数患者尚可发生急性肾小管坏死性肾衰竭、肝功能异常、溶血性贫血、肌红蛋白尿等。个别接触者可产生刺激性或变应性接触性皮炎。

在用强酸工艺生产异丙醇的工人中，见到上呼吸道癌增多。

（四）实验室检查

血异丙醇和尿丙酮含量测定对诊断及鉴别诊断有重要帮助。测定尿中异丙醇和丙酮浓度可用作评价接触异丙醇劳动者的生物监测指标。

（五）诊断及鉴别诊断

急性异丙醇中毒的诊断，主要依据接触史（多为大量经口摄入）和临床表现。异丙醇中毒患者血气分析或血二氧化碳结合力测定常显示轻度代谢性酸中毒。如出现严重酸中毒时，要排除异丙醇中混有甲醇的可能。此外，异丙醇中毒一般不出现乙醇中毒早期的兴奋症状，而呼出气中可闻及丙酮那种特殊的芳香气味，有助于与乙醇中毒的鉴别诊断。

（六）处理原则

经口摄入大量异丙醇者应尽快洗胃。严密监护心肺功能，并给予对症和支持治疗。重点防治呼吸抑制、低血压和昏迷。

七、苯　甲　醇

（一）理化特性

苯甲醇（benzyl alcohol，benzene methanol）为无色液体，有微弱芳香味。分子式 $C_6H_5CH_2OH$，相对分子质量108.13，沸点205.7℃，相对密度1.04 g/cm^3，蒸气密度3.72，饱和蒸气压0.13kPa（58℃）。溶于水，易溶于醇、醚、芳烃。

（二）接触机会

在香料、药物、染料、肥皂、药物、照相胶片等工业中使用，用作溶剂、增塑剂、防腐剂等。

（三）临床表现

具有麻醉作用，对眼、上呼吸道、皮肤有刺激作用。大量摄入可引起头痛、恶心、呕吐、胃肠道刺激、惊厥、昏迷。因挥发性低，未见工业生产中吸入蒸气引起中毒的病例报告。

（四）实验室检查

血清苯甲醇、尿苯甲酸和马尿酸含量可增高。

（五）诊断及鉴别诊断

根据短期接触较高浓度苯甲醇的职业史，出现以眼和呼吸道刺激症状等临床表现，可作出急性苯甲醇中毒的诊断。需与其他化学溶剂及药物中毒相鉴别。

（六）处理原则

患者移至安全区空气新鲜处，除去污染衣物，保暖、安静。皮肤污染：用肥皂水和清水冲洗至少 15 分钟。眼睛污染，用慢速流动清水或生理盐水冲洗；保持呼吸道通畅，呼吸困难给氧。给予对症治疗。

八、二氯丙醇

（一）理化特性

二氯丙醇（dichloropropanol）为略带氯仿气味的无色粘性液体。分子式 $CH_2CLCHOHCH_2CL$，相对分子质量 128.99，密度 1.367g/cm^3（20/4℃），沸点 174.3℃，水中溶解度为 12g/100ml（20℃），可与乙醇、乙醚、丙酮和苯混溶。吸湿性强，遇水可析出氯化氢。受热分解可产生光气。

（二）接触机会

工业上用于制造环氧氯丙烷和制备离子交换树酯，并用作油漆和硝化纤维素等的溶剂。可经呼吸道、胃肠道和皮肤吸收进入机体，属中等毒类。

（三）临床表现

人吸入高浓度蒸气和皮肤严重污染可致急性中毒。一般经数小时潜伏期后发病。开始表现为头晕、头痛、酒醉感、嗜睡、恶心、呕吐和上腹部疼痛。严重患者出现谵妄、体温升高、休克，并逐渐陷入昏迷。病程中往往伴有黄疸、皮肤黏膜出血、中毒性肝病、中毒性心肌损害、肺炎和肺水肿、中毒性肾病、酸中毒、溶血性贫血等。

（四）实验室检查

可见白细胞计数和中性粒细胞比例增高，红细胞和血红蛋白降低；血气分析示代谢性酸中毒；肝肾功能检查见血胆红素和血清转氨酶增高，尿中可出现蛋白和红细胞，血尿素氮增高；心电图检查可有心肌损害。

（五）诊断及鉴别诊断

根据短期接触较高浓度二氯丙醇的职业史，出现中枢神经系统等多脏器损害，参考实验室检查结果，可作出急性中毒的诊断。

（六）处理原则

吸入中毒者应立即脱离现场，并吸氧。皮肤被污染时，迅速用大量清水或 3%~5% 碳酸氢钠溶液冲洗。溅入眼睛后，立即用大量流动清水或生理盐水冲洗 15 分钟以上。

尚无特效解毒剂，主要给予对症和支持治疗，包括保持呼吸道通畅，及时纠正水、电解质和酸碱平衡失调，积极处理昏迷、肺水肿、心肌及肝、肾损害。

（许忠杰）

第四节 二醇类和二醇衍生物

一、乙 二 醇

（一）理化特性

1，2-乙二醇（1，2-ethanediol）又名 1，2-亚乙基二醇（1，2-ethylene glycol）或甘醇（glycol）。无色、无臭、略有甜味和吸湿性的黏稠液体。分子式 $CH_2OH—CH_2OH$，分子量 62.07，相对密度 1.13（20℃），闪点 111℃，沸点 197.6℃，燃点 398℃，蒸气压 0.008kPa（20℃），蒸气密度 2.14g/L。与水、低脂肪醇、醛和酮混溶。

（二）接触机会

用作色素、油漆、树脂、墨水、塑料等的溶剂和作切削油及防冻剂，并可作为甘油的替代物。广泛用于制造某些食品、化妆品、药物，以及纺织合成纤维、橡胶、塑料、防冻剂、冷却剂、防腐剂等工业生产中。上述生产和应用乙二醇的工作中均有接触机会。

（三）临床表现

1. 急性中毒 多由误服引起。经口中毒后 0.5~12 小时表现为类似乙醇中毒的中枢神经系统症状，出现短暂的兴奋，但口中无酒精味，并可有恶心、呕吐等胃肠症状，以及代谢性酸中毒，低血钙所致肌阵挛；重症患者因脑水肿致昏迷、抽搐，甚至死亡。口服后 12~24 小时，心肺损害明显，表现为呼吸急促、心动过速、血压升高或下降、发绀，严重病例发生心源性肺水肿、心力衰竭和呼吸窘迫综合征等。口服后 24~72 小时，出现不同程度的肾损害，可开始于中毒之初，但在 24 小时左右症状明显，两侧腰痛、蛋白尿、少尿或无尿，重者可因急性肾小管坏死性肾功能衰竭而死亡。乙二醇也可因加热吸入而致中毒，出现短暂的意识模糊，眼球震颤等，脱离接触后一般很快恢复正常。临床也有因外用含有乙二醇的药物治疗湿疹而致经皮吸收中毒报道，患者出现昏迷、瞳孔缩小、脉搏缓慢。

2. 慢性影响 长期接触乙二醇可影响中枢神经系统，导致眼球震颤。可能导致亚临床肾近曲小管功能障碍，可出现腰痛、尿液浑浊，尿沉渣中见到草酸钙结晶，尿酶 N-乙酰-β-D-氨基葡萄糖苷酶（NAG）、碱性磷酸酶（AKP）活性和尿低分子量蛋白含量明显高于对照组等。

（四）实验室检查

急性中毒时，前两天内血和尿中乙二醇明显增高，血清乙二醇浓度 >8.06mmol/L（500mg/L）时提示中毒严重。血液乳酸浓度增高，血清阴离子间隙和渗透压差额增高，血气分析示代谢性酸中毒，出现高阴离子间隙的酸中毒。尿比重低，可有蛋白尿、血尿和管型尿，并可检出大量草酸钙结晶，尤其是出现二水合钙结晶时，提示尿钙和草酸盐浓度很高。血钙降低，血尿素氮和肌酐可增高。

（五）诊断及鉴别诊断

根据明确的短时间大量接触史，出现以脑、肾脏、心、肺等多脏器损害的临床表现及其他必要的临床检查结果，排除其他病因后可作出急性中毒的诊断。

急性中毒主要与甲醇、乙醇和其他二醇类中毒相鉴别，甲醇眼部损害明显，乙醇中毒早期呼气中酒精味较重，二醇类肾脏损害明显。血清中乙二醇浓度测定和尿草酸钙结晶检查有助于鉴别诊断。对于长期接触乙二醇，怀疑慢性中毒的患者，应重点检查神经系统、尿中草酸盐测定和尿液镜检以及肾功能（包括尿低分子蛋白和尿酶）测定。

（六）处理原则

1. 误服者应尽快洗胃。

2. 可使用解毒剂乙醇和 4- 甲吡唑，延迟和阻止乙二醇有毒代谢产物的形成。同时给予维生素 B_1、B_6，促进毒物的代谢。

3. 严重中毒者，尤其是血清乙二醇浓度 >8.06mmol/L 或发生急性肾功能衰竭时，及早应用血液透析治疗。

4. 给予对症和支持疗法，纠正酸中毒和低血钙，维持水和电解质平衡，积极防治急性肾功能衰竭、脑水肿、心力衰竭、循坏衰竭和肺水肿等。

二、二乙二醇

（一）理化特性

二乙二醇（diethylene glycol）又名二甘醇。无色、无臭、略具辛辣气味的黏稠吸湿液体。分子式 $C_4H_{10}O_3$，分子量 106.12，相对密度 1.118（20℃ /4℃），蒸气密度 3.66，闪点 123.9℃，沸点 245℃，燃点 228.9℃，蒸气压 <0.013kPa（20℃）。与水、乙醇、乙醚和丙酮混溶。

（二）接触机会

主要用作工业溶剂、汽车发动机防冻剂、刹车油、某些化工产品的中间体及人造丝的软化剂和烟草湿润剂等。上述生产和应用二乙二醇的工作中均可接触。

（三）临床表现

1. 急性中毒　多由误服引起。经口中毒后 24 小时出现恶心、呕吐、腹痛、腹泻等胃肠症状，并有头晕、头痛、嗜睡等中枢神经系统症状。中毒者主要表现为肾功能损害和较轻的肝功能损害，出现黄疸、少尿、腰痛、面部浮肿等，严重者可因急性肾功能衰竭，出现无尿、昏迷，甚至死亡。病程中患者体温低于正常，脉搏减慢。

2. 慢性中毒　目前尚未见慢性中毒病例报道。动物实验表明二乙二醇无明显蓄积作用。

（四）实验室检查

急性中毒者多有肾脏功能损害，尿中有蛋白、管型，偶见白细胞。血尿素氮、肌酐升高。出现肝功能损害者可见转氨酶及胆红素升高。

（五）诊断及鉴别诊断

根据明确的短时间大量接触史，出现以中枢神经系统抑制，并引起以肾脏功能损害为主的临床表现，结合肾功能、尿常规等临床检查结果，排除其他病因后可作出急性中毒的诊断。

急性中毒主要与甲醇、乙醇、乙二醇和其他二醇类中毒相鉴别，甲醇眼部损害明显，乙醇中毒早期呼气中酒精味较重，乙二醇中毒中枢神经系统症状明显，尿中可检出大量的草酸钙结晶。二乙二醇中毒主要以肾功能损害的临床表现为主，尿中检不出草酸钙结晶。

（六）处理原则

1. 误服者应尽快洗胃。

2. 给予对症和支持治疗，积极防治急性肾功能衰竭，严重病例可采用血液透析治疗。

（余　彬）

三、丁二醇类

（一）理化特性

丁二醇类（butanediols）为可燃性无色黏稠液体，分子式 $C_4H_8(OH)_2$，分子量 90.14，沸点 193.5~228℃，相对密度 1.002~1.020 g/cm^3，可溶于水，燃烧生成二氧化碳。有五种异构体，分别为：1，2- 丁二醇、1，3- 丁二醇、1，4- 丁二醇、2，3- 丁二醇和聚丁二醇。

（二）接触机会

本品主要用于制备聚酯树脂、聚氨基甲酸酯树脂，增塑剂、药物等，也用作纺织品、纸张和烟草的增湿剂和软化剂及用作溶剂等。在其生产和应用过程中，均可有接触机会。

（三）临床表现

1，2- 丁二醇的急性毒性表现为麻痹作用，内脏血管扩张，明显充血，几小时内可因麻痹而死亡。1, 3-丁二醇和1, 4-丁二醇的毒性为深度麻醉, 可因生命中枢麻醉致死。

国外曾报道误将1, 4-丁二醇当作甘油灌肠引起中毒的病例, 灌肠后很快出现意识丧失, 瞳孔缩小, 反射消失而死亡, 中毒者有肾脏损害。

(四) 诊断及鉴别诊断

急性中毒主要根据接触史及临床表现进行诊断。需要与其他二醇类中毒相鉴别。

(五) 处理原则

对症治疗。

(赵 圆)

四、二 噁 烷

(一) 理化特性

二噁烷 (dioxane) 又名二氧杂环乙烷, 1, 4-二噁烷, 对二噁烷。无色易挥发液体。分子量88.10, 沸点101.3℃, 蒸气压4.93kPa (25℃), 密度1.0353g/cm³。溶于水和大多数有机溶剂。

(二) 接触机会

本品主要用作塑料、醋酸纤维、染料、油脂、润滑油、蜡和树胶等的溶剂。制造、运输本品及从事上述工作的工人和有关人员皆有可能接触。

(三) 临床表现

可经呼吸道、皮肤、胃肠道、眼部侵入人体。其液体和蒸气可刺激眼、鼻和喉部。

吸入720mg/m³, 15分钟, 无不适; 1080mg/m³时出现喉刺激; 5760mg/m³时立即出现眼烧灼感、流泪、鼻、咽、喉轻度刺激。曾有5例在纺织厂工作的人员吸入过量本品导致死亡的报道, 患者主要表现为咳嗽、眼刺激、胃痛、恶心、呕吐、尿毒症、昏迷和死亡, 尸检发现肺充血、肺水肿、脑水肿、肝和肾明显损伤, 其中肾损伤是直接死因。

(四) 诊断及鉴别诊断

根据接触史和临床表现, 作出二噁烷中毒的诊断。应与其他致神经系统、肝肾功能损伤的化学物中毒进行鉴别诊断。

(五) 处理原则

1. 立即脱离现场, 清洗污染的皮肤。

2. 对症治疗, 严重中毒者进行血液透析。

(高茜茜)

五、乙二醇醚类

(一) 理化特性

乙二醇甲醚 [ethylene glycol（mono）methyl ether, EGME] 分子式 $CH_3OCH_2CH_2OH$，分子量 76.09，沸点 124℃，蒸气压 0.62kPa（20℃），密度 $0.963g/cm^3$，溶于水。

乙二醇乙醚 [ethylene glycol（mono）ethyl ether] 分子式 $C_2H_5OCH_2OH$，分子量 90.1，沸点 135~137℃，蒸气压 0.5kPa（20℃），密度 $0.928g/cm^3$，溶于水。

乙二醇正丙醚 [ethylene glycol（mono）n-propyl ether] 分子式 $C_3H_7OCH_2CH_2OH$，分子量 104.2，沸点 150~152℃，蒸气压 0.13kPa（25℃），密度 $0.909g/cm^3$，溶于水。

乙二醇异丙醚 [ethylene glycol（mono）ISO-propyl ether,] 分子式 $(CH_3)_2CHOCH_2CH_2OH$，分子量 104.2，沸点 144℃，蒸气压 0.69kPa（25℃），密度 $0.9g/cm^3$，溶于水。

乙二醇丁醚 [ethylene glycol（mono）-n-bulyl ether,] 分子式 $C_4H_9OCH_2CH_2OH$，分子量 118.2℃，沸点 171℃，蒸气压 0.117kPa（25℃），密度 $0.9g/cm^3$，溶于水。

乙二醇二甲醚 [ethylene glycol dimethyl ether, EGphE] 分子式 $CH_3OCH_2CH_2OCH_3$，分子量 90.1，沸点 84℃，蒸气压 6.4kPa（20℃），溶于水。

乙二醇苯醚 [ethylene glycol（mono）phenyl ether] 分子式 $C_6H_5OCH_2CH_2OH$，分子量 138.2，沸点 246℃，蒸气压 0.04kPa，密度 $1.106g/cm^3$，微溶于水。

(二) 接触机会

主要用作橡胶、喷漆、清漆、颜料、染料、油墨、清洁剂及液体肥皂的溶剂，亦可作为稀释剂和化学中间体。

(三) 临床表现

1. 急性中毒 乙二醇甲醚中毒以神经系统受累为主，表现为头痛、嗜睡、焦虑、定向障碍、幻觉、肌张力增高、僵直、震颤、运动失调、痉挛步态、瞳孔扩大、腹壁反射消失、足阵挛等。另外，可有眼刺激和灼伤、视力损伤、听力下降等，口服可出现肝、肾损伤。口服乙二醇丁醚可出现昏迷、代谢性酸中毒、低钾血症、血红蛋白尿，吸入可引起头痛。

2. 慢性影响 长期接触乙二醇甲醚可出现中毒性类神经症，巨细胞贫血、白细胞减少。乙二醇乙醚职业接触可出现精子减少、贫血、粒细胞减少。使用乙二醇苯醚可发生感觉和肌力减退，尚可有头痛、头晕、语音不清、欣快、酒醉感，接触 1~2 年后出现持久的易怒、易忘和思维不能集中。

（四）诊断及鉴别诊断

根据确切的接触史，有相应的临床表现，并经过鉴别诊断排除其他疾病的可能性以后，方可诊断。乙二醇醚类中毒需与其他引起相似症状的化学物中毒、药物中毒相鉴别。

（五）处理原则

中毒者应立即移至安全区空气新鲜处，除去污染衣物，保暖、安静。口服中毒者尽快洗胃。皮肤污染者用肥皂水和清水清洗。眼睛污染用缓慢流动性清水或生理盐水冲洗。给予对症和支持治疗。

（许忠杰）

第五节 酚 类

一、酚

（一）理化特性

酚（phenol）又名苯酚或石炭酸（carbolic acid）。为白色半透明的针状结晶。在熔化状态，呈无色透明低黏稠度液体。具有特殊的芳香气味。易燃，易爆。分子式C_6H_5OH，相对分子质量94.11，密度1.071g/cm^3（20/4℃），熔点43℃，沸点181.9℃，蒸气压0.048kPa（20℃），蒸气密度3.24g/L。爆炸极限1.7%~8.6%，可与水混溶，易潮解。在水中溶解度为8%（25℃），可溶于芳香烃、醇、醚、酮、卤代烃等大部分有机溶剂，具有弱酸性。

（二）接触机会

用作消毒剂、杀虫剂，作为生产酚醛树酯、己内酰胺、炸药、肥料、油漆、除漆剂、橡胶和木材防腐剂等的原料。也用于石油、制革、造纸、肥皂、玩具、香料、染料等工业。医药上用作止痒剂、消毒剂和防腐剂等。可作为分析试剂，化工生产的中间体。在酚的生产和应用过程中，均可有接触机会。

（三）临床表现

1. 急性中毒 急性酚中毒主要由口服和经皮吸收引起。绝大多数职业中毒是经灼伤皮肤吸收酚所致。

成人口服酚的致死量多在10~30g，但也有口服4.8g致死以及摄入65g纯酚和120g粗酚经抢救存活的病例报道。误服后，立即出现口腔和咽喉烧灼感、腹痛、呼出气中带酚味、脸色苍白、伴冷汗、瞳孔扩大或缩小，并可有明显发绀。呕吐物或者大便可带血液，有胃肠道穿孔的可能。许多病例可在服后数分钟出现肌无力，意识丧失，脉搏通常微弱和缓慢、偶见增快。中毒早期呼吸增快，晚期减慢；体温早期波动在37℃上下，晚期增高。血压常下降，重者数小时后休克。偶可见全身震颤、阵发性强直性抽搐、面部或肢体个别肌肉颤搐。最终常死于呼吸衰竭。严重中毒存活者常继发肝、肾损害和肺炎。肾损害多发生在 48 小时后，出现少尿、蛋白尿和尿毒症。

吸入高浓度酚蒸气，可迅速出现头痛、头晕、无力、视物模糊，体温、脉搏和血压下降（三低症）。严重者出现意识障碍、抽搐、肺水肿和呼吸衰竭，常并发肝、肾损害。

酚溅入眼内，可引起结膜和角膜灼伤。皮肤接触酚可发生刺激性接触性皮炎，但酚不是致敏原。

2. 慢性影响　长期接触低浓度酚，可出现头痛、头晕、失眠、易激动、恶心、呕吐、吞咽困难、食欲欠佳、唾液分泌增多和腹泻等，严重者可引起蛋白尿。少数人可有肝功能异常。有些人可出现皮肤色素减退。

（四）实验室检查

肾为酚排出的主要途径，体内吸收酚后几乎 90% 在 1~2 天内从尿中排出，第 3~4 天恢复正常。因此尿酚检测宜在早期进行，通常连续检测 3 天。尿酚异常率随酚灼伤面积增大而增高，≥ 20% 灼伤面积者异常率达 100%。但尿酚含量与酚灼伤面积、部位及中毒发生及其程度均无明显相关。故尿酚只能作酚的接触指标，协助酚中毒的诊断及鉴别诊断。急性酚中毒时，尿总酚大多明显超过职业接触生物限值 150mmol/mol 肌酐（见 WS/T 267）。

（五）诊断及鉴别诊断

根据确切的接触史和临床表现，急性酚中毒的诊断一般并不困难。诊断分级应执行《职业性急性酚中毒诊断标准》（GBZ 91—2008）。患者呼出气、呕吐物或身上带有的酚味对明确诊断有提示作用。对于接触史不明确的或不能提供病史的患者，应收集患者的接触物、呕吐物、尿和血标本后，进行酚的定性和定量测定。急性酚中毒发病早期有溶血及急性肾损害时应注意与砷化氢、苯氨基硝基化合物等急性中毒以及病毒性肝炎等鉴别，有昏迷、抽搐时应与急性脑血管病、脑外伤等相鉴别，还应与甲酚及其他酚化合物所引起的皮肤灼伤及急性中毒进行鉴别诊断。

（六）处理原则

急性酚中毒无特效解毒剂，主要采用一般急救措施和对症治疗。

皮肤接触者应立即脱去被污染的衣物，用大量清水彻底冲洗污染皮肤，同时用浸过聚乙烯乙二醇（PEG 400 或 PEG-300）或 30%~50% 酒精的棉球反复揩洗被污染的皮肤。皮肤被酚灼伤时，按照化学灼伤作进一步处理。酚溅入眼睛内，应迅速用大量清水冲洗 15 分钟以上，按眼灼伤处理。

口服者如意识清晰，立即口服蓖麻油或其他植物油 15~30ml，并催吐。如催吐失败，应迅速用温水或牛奶洗胃，每次 300~400ml，直至洗出液无酚味为止，最后给予蓖麻油或其他植物油。如酚进入胃肠时间较长、黏膜已被严重腐蚀时，不能再用植物油，否则会增加酚的吸收。洗胃插管时务必谨慎，以免食管穿孔。

根据病情，给予吸氧、静脉滴注高渗葡萄糖液，防治脑水肿、肺水肿和保护肝肾功能等处理。

大面积苯酚灼伤中毒者常有呼吸中枢抑制，应保持呼吸道通畅，可行气管插管或气管切开人工辅助呼吸，持续吸氧，使用改善神经细胞代谢的药物，如能量合剂、胞二磷胆碱等。人工辅助呼吸期间应监测血气变化，及时纠正可能存在的酸碱失衡及电解质紊乱。脑水肿者可使用糖皮质激素及脱水药物。

严重的大面积苯酚灼伤液体丧失较多，补液的过程中应特别强调第一个8小时，每小时的尿量要大于200ml，以加速毒物的排泄并稀释肾小管内苯酚的浓度。

酚吸收量较大或有肾损害者，可采用血液净化疗法。

国外学者根据动物实验结果，建议严重中毒患者可静脉滴注碳酸氢钠溶液。

二、甲　酚

（一）理化特性

纯甲酚（cresol）为正、间和对甲酚三种异构体的混合物。粗甲酚约含有正甲酚20%、间甲酚40%、对甲酚30%以及少量的酚和二甲苯酚等芳香族化合物的混合物。商业用的粗甲酚为无色液体，暴露在空气或日光中容易变成褐色。具有酚样气味。正甲酚为无色晶体，间甲酚为淡黄色液体，对甲酚为白色固体。分子式 $CH_3C_6H_4OH$，相对分子质量108.13。正、间和对甲酚密度分别为 $1.048\ g/cm^3$、$1.034\ g/cm^3$ 和 $1.035g/cm^3$，熔点分别为30.9℃、12.0℃和34.8℃，沸点分别为191℃、202.7℃和201.9℃，蒸气密度均为3.72g/L，蒸气压分别为0.033 kPa、0.020 kPa 和0.014 kPa（25℃），在水中溶解度分别为2.5%、0.5%和1.8%。易溶于有机溶剂、植物油、醚和醇等，微溶于水。可燃，遇明火、高热可燃。具有腐蚀性。

（二）接触机会

合成树脂、生产炸药、石油、摄影、油漆和制造磷酸三甲苯酯等。也用作防腐剂、杀虫剂及润滑油的添加剂。

（三）临床表现

属于高毒类。人经口致死量为10g左右。主要经皮肤、胃肠道和呼吸道黏膜吸收进入人体。

1. 急性中毒　甲酚对皮肤、黏膜有强烈刺激和腐蚀作用。人皮肤接触后，起初呈现红色，以后逐渐褪成白色，并出现水疱，严重者局部组织腐蚀、灼伤。眼接触后，可出现刺激症状，引起结膜炎、角膜炎和角膜灼伤。某些个体对甲酚有过敏性。

急性中毒临床表现与酚相似，主要表现为肌肉无力、胃肠道症状、中枢神经抑制、虚脱、体温下降和昏迷，并可引起肺水肿和肝、肾、胰等脏器损害，最终发生呼吸衰竭。国内曾报道甲酚灼伤面积达 30% 的病例，迅速出现中毒性脑病、肾病、心肌损害和溶血。

2. 慢性影响　长期接触低浓度甲酚，可引起消化道功能障碍，肝、肾脏损害和皮疹。

（四）实验室检查

吸收的甲酚主要经尿排出，测定尿甲酚含量可用作评价接触水平指标。正常人尿中存在甲酚，据国外报道每天可排出对甲酚 0.15~0.38mmol（16~39mg）。

我国学者推荐作业人群班后尿甲酚监测限值为 90mg/g 肌酐。

（五）诊断及鉴别诊断

根据确切的接触史和临床表现，急性甲酚中毒的诊断一般并不困难。临床表现除与酚中毒相似外，还有引起急性胰腺炎的报告。

（六）处理原则

急性甲酚中毒的治疗与酚相同。由于肾脏是甲酚的靶器官，易出现中毒性肾病，所以临床上应建立"预防性透析"的概念。尽早采用血液透析有助于清除体内的甲酚和防治中毒性急性肾功能衰竭。

（高茜茜）

第六节　醚　　类

一、甲　　醚

（一）理化特性

甲醚（methyl ether）为略似氯仿气味的无色气体。相对分子质量 46.07。密度 1.617g/L。沸点 –23.65℃。蒸气压 530.8kPa（20℃）。100ml 水中溶解 3700ml 甲醚气体。可溶于有机溶剂，较易溶于醇，但对多醇类的溶解度则不高。自燃极限为空气体积的 3.4%~26.7%。

（二）接触机会

主要作为甲基化剂用于生产硫酸二甲酯，还可合成 N，N-二甲基苯胺、醋酸甲酯、醋酐、亚乙基二甲酯和乙烯等；也可用作烷基化剂、冷冻剂、发泡剂、溶剂、浸出剂、萃取剂、麻醉药、燃料、民用复合乙醇及氟里昂气溶胶的代用品。用于护发、护肤、药品和涂料中，作为各类气雾推进剂。

（三）临床表现

人吸入 154.24g/m^3（8.2%）甲醚 30 分钟后，可发生轻度麻醉；若吸入浓度为 940.5g/m^3（50%）时，有极不愉快的感觉，即使同时吸入高浓度的氧气，仍有明显的窒息感。甲醚对皮肤有刺激作用，引起发红、水肿、起疱，长期反复接触可使皮肤敏感性增加。

（四）诊断

有明确的接触史，结合临床表现，参考实验室检查结果和职业卫生学调查资料，排除其他类似疾病后，可作出诊断。

（五）处理原则

迅速脱离现场至空气新鲜处，保持呼吸道通畅，给予对症治疗。

二、乙　醚

（一）理化特性

乙醚（ethyl ether）为无色透明有特殊刺激气味的液体，极易挥发，可燃。分子量 74.12，相对密度 0.7134，熔点 –116.3℃，沸点 34.6℃，其蒸气重于空气。在空气的作用下能氧化成过氧化物、醛和乙酸，暴露于光线下能促进其氧化。当乙醚中含有过氧化物时，在蒸发后所分离残留的过氧化物加热到 100℃以上时能引起强烈爆炸。溶于低碳醇、苯、氯仿、石油醚和油类，微溶于水。

（二）接触机会

用作蜡、脂肪、油、香料、生物碱、树胶和树脂的溶剂，与乙醇混和用作硝酸纤维的溶剂，制造火药棉、溶解火棉胶和作为制造染料、醋酸人造纤维、照相底版塑料等的溶剂和萃取液。曾用作机器发动的引爆剂和纺织品清洁剂。临床上用作吸入性麻醉剂。

（三）临床表现

职业性吸入乙醚中毒较为罕见。短时间内过量吸入乙醚，早期出现兴奋症状，继而嗜睡、呕吐、脸色苍白、脉率减少，体温下降和呼吸不规则。急性接触后的暂时后作用有头痛、呼吸道刺激症状、流涎、呕吐、食欲不佳和明显的多汗等。

在用乙醚麻醉的病例中，可出现短时间、可逆的肝功能异常。

乙醚对人的麻醉浓度为 109.08~196.95g/m^3（3.6–6.5%）。212.1~303.0g/m^3

（7%~10%）可引起呼吸抑制；当浓度超过 303.0g/m³ 时，可引起生命危险；连续吸入 6.06g/m³ 可引起一些人的头晕；人吸入浓度为 9.09~21.21g/m³，未发现临床症状。

长期吸入较低浓度的乙醚，有头痛、眩晕、疲倦、嗜睡以及食欲下降和便秘等胃肠功能紊乱表现，实验室检查可见蛋白尿、红细胞增多症。反复接触乙醚蒸气，可以产生像接触乙醇那样的耐受性，极少数病例也可发生过敏。

长期的皮肤反复接触，可致皮肤干燥或皲裂。

（四）实验室检查

可有短暂的血清天冬氨酸转氨酶和碱性磷酸酶轻度增高，血清蛋白下降。

（五）诊断及鉴别诊断

根据明确的吸入乙醚的接触史和以中枢神经系统麻醉为主要表现的临床特点，经过鉴别诊断排除其他疾病的可能性后，可作出乙醚中毒的诊断。需与其他可引起麻醉作用的化学物中毒相鉴别。

（六）处理原则

吸入中毒时，应将患者迅速移至新鲜空气处，保持呼吸道通畅，供氧或给予吸入含二氧化碳的氧气。如气管内分泌物增多，可注射阿托品等。昏迷并有呼吸障碍时，酌情使用适量呼吸中枢兴奋药，必要时进行人工呼吸或机械呼吸器正压给氧，并给予其他对症治疗。

三、异 丙 醚

（一）理化特性

异丙醚（isopropyl ether）为无色可燃的液体，带有类似乙醚和樟脑混合的气味。在空气中放置，可形成具有爆炸性的氧化物。相对分子质量 102.17，密度 0.7258g/L，沸点 68.3℃，蒸气压 13.69kPa（20℃），蒸气密度 3.5g/L，水中溶解度：9g/L（20℃），可与醇、醚等大多数溶剂混溶，也可与醋酸混溶，爆炸极限为 1.4%~7.9%。

（二）接触机会

异丙醚是动物、植物及矿物性油酯的良好溶剂，可用于从烟草中抽提尼古丁；也是石蜡及树脂的良好溶剂，工业上常将二异丙醚和其他溶剂混合，应用于石蜡基油品的脱蜡工艺。作为溶剂也应用于制药、无烟火药、涂料及油漆清洗等；二异丙醚具有高辛烷值及抗冻性能，可用为汽油掺合剂；用作溶剂，用于乙酸或丁酸的稀溶液的浓缩回收，在湿法腈纶工艺中用作硫氰酸钠的萃取溶剂；用作色谱分析标准物质、溶剂及萃取剂。

（三）临床表现

人接触 1.25g/m³ 浓度的异丙醚时，有 1/3 的人感到有不愉快的气味；接触浓度为 3.34g/m³ 的异丙醚 5 分钟，大多数人都有眼和鼻的刺激感，敏感者出现呼吸道不适。

（四）诊断

有明确的接触史，有眼、呼吸道刺激症状等相应的临床表现，并经鉴别诊断排除其他疾病后，方可诊断。

（五）处理原则

吸入中毒时，应将患者迅速移至新鲜空气处，保持呼吸道通畅，供氧或给予吸入含二氧化碳的氧气。如气管内分泌物增多，可注射阿托品等。昏迷并有呼吸障碍时，酌情使用适量呼吸中枢兴奋药，必要时进行人工呼吸或机械呼吸器正压给氧，并给予其他对症治疗。

（赵 远 刘移民）

四、正 丁 醚

（一）理化特性

正丁醚（butyl ether）又名丁醚、二丁醚，为无色液体，分子式 $C_8H_{18}O$，相对分子质量 130.23，相对密度（水 =1）0.77，相对密度（空气 =1）4.48，微有乙醚气味，微溶于水，溶于丙酮、二氯丙烷、汽油，可混溶于乙醇、乙醚。熔点 –95℃，沸点为 141℃，闪点为 25℃，20℃时水中溶解度为 0.03%~0.05%。

（二）接触机会

可用作溶剂、清洗剂、有机合成或测定铋的试剂及萃取剂。和磷酸丁酯的混合溶液可用作分离稀土元素的溶剂。由于丁醚是惰性溶剂，还可用作格氏试剂、橡胶、农药等的有机合成反应溶剂。

（三）临床表现

在通风不良和缺乏个体防护时，大多数人接触浓度为 1.06g/m³ 的正丁醚 15 分钟后，可致咳嗽、呼吸困难、头痛、头晕、恶心、疲乏和四肢无力。眼和皮肤接触可致灼伤。

（四）诊断及鉴别诊断

有明确的接触史，结合临床症状体征，参考实验室检查结果和职业卫生学调查资料，排除其他类似疾病后可诊断为急性中毒。应与甲醇、乙醇、甲醛等中毒相鉴别。

（五）处理原则

吸入中毒者应迅速脱离现场至空气新鲜处，保持呼吸道通畅，如呼吸困难应及时输氧。如呼吸停止应立即进行人工呼吸。皮肤接触应立即脱去被污染的衣物，用大量流动清水冲洗15分钟以上。眼睛接触应立即用大量流动清水或生理盐水冲洗15分钟以上。误服者应立即漱口，饮适量温水，催吐。给予对症治疗。

五、二氯乙醚

（一）理化特性

二氯乙醚，又名2，2'-二氯二乙醚（2，2'-dichlorodiethylether）、双（2-氯乙基）醚（Bis-（2-chloroethyl）ether）。为无色透明油状液体，有二氯乙烷的气味，分子式$C_4H_8Cl_2O$，相对分子质量143.01，相对密度1.2199g/ml，不溶于水，溶于大多数有机溶剂。熔点为-24.5℃，沸点为65~67℃（15mmHg），闪点85℃。性质稳定。

（二）接触机会

用作脂肪、油、蜡、橡胶、焦油、沥青、树脂、乙基纤维等的溶剂和土壤的杀虫剂。也用于有机合成和制涂料。用于有机产品合成的中间体，是制造精细化工产品的重要原料。此外，还可用作高级溶剂，高级毛料衣服的干洗剂及高纯试剂等。

（三）临床表现

接触高浓度蒸气，可很快出现明显的眼和上呼吸道刺激症状，引起流泪、咳嗽、恶心、呕吐等，并有难以忍受的感觉。由于其气味有良好的警戒信号，因此，一般不至于引起呼吸系统严重损害。在接触含有本品的树脂织物工人中，曾有接触性皮炎的报道。

人短暂接触$3.2g/m^3$以上浓度时，眼睛、鼻腔有明显刺激，并有难以忍受的感觉，出现咳嗽，恶心，呕吐。当浓度为$1.5g/m^3$和$0.6g/m^3$时，仍然有刺激作用，但是可以忍受。在$0.2g/m^3$时，可嗅到讨厌的气味而无刺激作用。目前尚无职业性急性中毒的报告。

（四）诊断及鉴别诊断

有明确的接触史，结合临床表现，参考实验室检查结果和职业卫生学调查资料，排除其他类似疾病后，可诊断为急性中毒。应与乙醇等中毒相鉴别。

（五）处理原则

迅速脱离现场至空气新鲜处，保持呼吸道通畅，如呼吸困难，给输氧，如呼吸停止，立即进行人工呼吸。眼睛接触时，用流动清水或生理盐水冲洗15分钟以上。皮肤接触者要脱去被污染的衣服，用肥皂水和清水彻底冲洗皮肤。误服者立即漱口，清醒者催吐。给予对症治疗。

（唐侍豪　刘移民）

第七节 醛 类

一、苯 甲 醛

（一）理化特性

苯甲醛（Benzaldehyde）又称安息香醛、苯醛、人造苦杏仁油，纯品为无色液体，工业品常为无色至淡黄色液体，有苦杏仁味。分子式 C_6H_5CHO，相对分子质量 106.12，相对密度 1.04g/ml，熔点为 −26℃，沸点为 179℃，闪点 73.9℃。微溶于水，易与氯仿、苯、乙醇、乙醚等多种有机溶剂互溶。不稳定，易被空气氧化。

（二）接触机会

苯甲醛主要以葡萄糖苷的形式存在于苦杏仁、桃仁、樱桃仁以及蔷薇科植物茎皮和叶中，同时也存在于苦杏仁油、风信子油、藿香油等植物界中。苯甲醛是一种重要的有机中间体，被广泛应用于医药、染料、香料、树酯工业、食品、农药等行业。

（三）临床表现

苯甲醛对眼睛、呼吸道黏膜有刺激作用，吸入后，可引起喉、支气管的炎症、水肿和痉挛，化学性肺炎，肺水肿等，出现畏光、流泪、呛咳、呼吸困难等症状。由于其挥发性较低，一般不足以导致较严重的危害。

（四）实验室检查

生物样品中苯甲醛含量测定，可作为接触指标。

（五）诊断及鉴别诊断

根据短期接触较高浓度苯甲醛的职业史，出现眼睛、呼吸道黏膜刺激及呼吸系统损害为主的临床表现，可作出急性苯甲醛中毒的诊断。

急性苯甲醛中毒应与刺激性气体或挥发性强的化学溶剂急性中毒相鉴别。

（六）处理原则

1. 现场处理 皮肤大量接触后，应脱去受污染的衣物，用流动的清水冲洗；不慎污染眼睛后，应提起眼睑，用流动的清水或生理盐水冲洗，并及时就医。大量吸入苯甲醛，应立即脱离中毒现场至空气新鲜处，出现呼吸急促或困难者，吸氧。口服中毒者，应及时催吐，饮用足量温水。

2. 出现眼部刺激症状时，可先用生理盐水冲洗，然后交替用抗生素眼药水和可的松眼药水滴眼；合理氧疗；发生肺水肿者，保持呼吸道通畅，可早期、适量、短程使用肾上腺糖皮质激素。

二、三聚乙醛

（一）理化特性

三聚乙醛（triacetaldehyde），又称仲（乙）醛、三聚醋醛、副醛，为无色油状液体，具有令人愉快的辛辣气味。分子式 $C_6H_{12}O_3$，相对分子质量 132.16，相对密度 0.99g/ml，可溶于水，也可与乙醇、氯仿、乙醚和油类化学品混溶，高沸点、高燃点。在催化剂的作用下可分解成乙醛，是乙醛的稳定存在形式，在运输中可先将乙醛缩合为三聚乙醛，使用时再解聚。

（二）接触机会

三聚乙醛可用作溶剂、橡胶促进剂和抗氧化剂，广泛应用于香料、医药、涂料等行业领域。此外，在乙醛的储存和运输中，乙醛可缩合形成三聚乙醛。

（三）临床表现

三聚乙醛可经呼吸道、消化道、皮肤吸收，对眼、呼吸道黏膜及皮肤具有刺激性。吸入中毒后，出现畏光、流泪、呛咳、头痛、困倦、支气管炎、肺水肿、呼吸困难等。因其刺激作用是良好的警戒信号，一般不致引起严重的吸入中毒。曾有误服三聚乙醛和灌肠引起致死病例的报道，患者除有急性胃肠炎症状、上消化道出血外，主要表现为昏睡、木僵和昏迷，并出现代谢性酸中毒、低血压、心动过速、呼吸急促等，最后死于循环和呼吸衰竭。

（四）实验室检查

可采用液相色谱法、气相色谱法测定样品中三聚乙醛的含量。

（五）诊断及鉴别诊断

根据短期接触较高浓度三聚乙醛的职业史，出现以眼、皮肤、呼吸道黏膜损害为主的临床表现，可作出急性三聚乙醛中毒的诊断。

需与刺激性气体或挥发性强的化学溶剂急性中毒相鉴别。鉴别重点为三聚乙醛急性接触史。

（六）处理原则

1. 现场处理　皮肤大量接触后，应立即脱去受污染的衣物，用肥皂水或清水彻底冲洗；不慎进入或刺激眼睛，应提起眼睑，用流动清水或生理盐水冲洗，若仍感不适，应及时就医；吸入中毒后，应迅速脱离污染现场至空气新鲜处，保持呼吸道通畅，如出现呼吸困难，给予吸氧，呼吸停止者，应立即进行人工呼吸；口服量大者，应立即洗胃。

2. 中毒患者出现眼刺激症状时，可先用生理盐水冲洗，然后交替用抗生素眼药水和可的松眼药水滴眼；防治喉头水肿、解除支气管痉挛，维持呼吸道通畅，合理氧疗；给予对症治疗。

三、丁　醛

（一）理化特性

丁醛（butyraldehyde），有正丁醛和异丁醛两类同分异构体，为无色有刺激性气味的液体，分子式 C_4H_8O，相对分子质量 72.11，相对密度 0.80g/ml，微溶于水，能溶于乙醇、乙醚、乙酸乙酯、丙酮、甲苯及多种有机溶剂和油类化合物。熔点为 –96.4℃，沸点为 74.8℃，闪点 –9.4℃，为易燃化学品，其蒸气与空气混合达到一定浓度，可形成爆炸性气体；在空气中易被氧化成丁酸；能与强氧化剂及其他化学物质发生氧化、还原、缩合等反应，聚合生成环氧化合物；此外，还可与烯烃、醇、氨及其衍生物发生加成反应。

（二）接触机会

丁醛存在于自然界的花、叶、果、草、奶制品、酒类等的多种精油中，在烤烟烟叶、主流烟气及侧流烟气、机动车尾气、烹调油烟、香烟烟雾中也含有该成分。

丁醛是一种重要的化工原料，用于香精、香料的制备，可用作麻醉剂和刺激剂。同时，它还是一种重要的中间体，作为增塑剂、合成树酯、橡胶促进剂、杀虫剂等重要中间体原料，广泛应用于塑料、树酯、农药以及医药行业。

（三）临床表现

丁醛可经呼吸道、消化道、皮肤吸收。吸入低浓度蒸气可引起眼和上呼吸道黏膜刺激症状。吸入高浓度可引起喉、支气管的炎症、水肿和痉挛，化学性肺炎，肺水肿等，并出现麻醉症状。

（四）诊断及鉴别诊断

根据短期接触较高浓度丁醛的职业史，出现以呼吸系统损害为主的临床表现，可作出急性丁醛中毒的诊断。需与刺激性气体或挥发性强的化学溶剂急性中毒相鉴别。

（五）处理原则

应立即脱离中毒现场至空气新鲜处，出现呼吸急促或困难者，吸氧；防治喉头水肿、解除支气管痉挛，维持呼吸道通畅，重点防治呼吸系统损害。皮肤大量接触后，应脱去受污染的衣物，用流动的清水冲洗；不慎污染眼睛后，用流动的清水或生理盐水冲洗；口服中毒者，应及时催吐，饮用足量温水。

（苏艺伟　刘移民）

第八节　酮　类

一、丙　酮

（一）理化特性

丙酮（aceton），又名二甲基酮，为无色透明有特殊芳香气味的液体，分子式为 CH_3COCH_3，分子量 58.08，25℃时密度 0.788kg/L，沸点 56.5℃，易燃、易挥发，化学性质较活泼。易溶于水和甲醇、乙醇、乙醚、氯仿、吡啶等有机溶剂。

（二）接触机会

丙酮是重要的有机合成原料，在工业上主要作为溶剂用于炸药、塑料、橡胶、纤维、制革、油酯、喷漆等行业中。用于生产环氧树脂、聚碳酸酯、有机玻璃、医药、农药等，因其良好的溶解性，易溶于水和其他有机溶剂，也可作为稀释剂、清洗剂广泛用于电子行业。

（三）临床表现

丙酮可经呼吸道、消化道、皮肤吸收进入体内。急性吸入中毒主要表现为中枢神经系统麻醉症状和黏膜刺激症状，可出现头痛、头晕、乏力、易激动、酒醉感、步态不稳和嗜睡等。重者呕吐、呼吸和心率加快、发绀、昏迷，并可有轻度肝、肾损害。口服大量丙酮后，很快出现咽喉烧灼感，继之出现口干、呕吐、昏睡、酸中毒和酮症，重者昏迷。

丙酮溅入眼睛内，可出现明显的眼刺激，并可引起短暂的角膜损伤。皮肤反复接触后，可引起脱脂和皮炎。

（四）实验室检查

血液和尿中丙酮含量增高，生化检查可见血糖、肌酐及乳酸增高。

（五）诊断及鉴别诊断

根据短期接触较高浓度丙酮的职业史，出现以黏膜刺激和中枢神经系统抑制症状为主的临床表现，可作出急性丙酮中毒的诊断。应与糖尿病酮症酸中毒及其他可致麻醉和黏膜刺激作用的溶剂中毒相鉴别。

（六）处理原则

丙酮中毒无特效解毒剂，急性吸入中毒者应迅速脱离现场至空气新鲜处。保持呼吸道通畅，吸氧，补液、利尿，加快毒物排泄及其他对症治疗。重者应注意保护心、肝、肾等脏器功能。皮肤和眼接触后，尽快用清水彻底冲洗。

二、丁　酮

（一）理化特性

丁酮（butanone），又称甲基乙基酮、甲乙酮，为无色液体，有类似丙酮气味。具有高度的挥发性和可燃性。分子式 $CH_3CH_2COCH_3$，相对分子质量 72.10。熔点 $-85.9℃$，沸点 $79.6℃$，能与乙醇、乙醚、苯、氯仿、油类混溶。

（二）接触机会

丁酮是一种性能优良、用途广泛的有机溶剂，具有优异的溶解性和干燥特性，对各种天然树脂（如松香、樟脑等）、纤维素酯类（如硝化纤维素、乙基纤维素、醋酸纤维素）、合成树脂（如醇酸树脂、酚醛树脂、聚醋酸乙烯、氯乙烯–醋酸乙烯共聚物、氯乙烯–偏氯乙烯共聚物、香兰酮–茚树脂、对氯基苯磺酰胺树脂、丙烯酸树脂、聚苯乙烯树脂、聚氨酯树脂）等具有良好的溶解性能，在涂料、胶带、胶黏剂、合成革、油墨、磁带、香料、催化剂、化工中间体、抗氧剂以及阻蚀剂等方面具有广泛的应用。

（三）临床表现

丁酮主要经呼吸道、消化道和皮肤黏膜吸收。对眼、鼻、咽喉、皮肤黏膜等有刺激性。有报道 1 例口服丁酮者，出现意识丧失，过度呼吸和严重代谢性酸中毒。

长期接触丁酮劳动者中，可发生头痛、头晕、食欲欠佳和皮炎，此外，丁酮对感觉和运动神经系统有抑制作用，丁酮与己酮混合应用时，曾有发生周围神经炎的报道。

（四）实验室检查

血中丁酮含量增高，可作为接触指标。

（五）诊断及鉴别诊断

根据短期接触较高浓度或长期密切接触丁酮的职业史，出现以眼和呼吸道刺激及神经系统抑制作用为主的临床表现进行诊断。

（六）处理原则

急性吸入中毒时迅速脱离丁酮作业环境，脱去污染的衣物，清洗污染的皮肤，保持安静，并采用吸氧等对症、支持等综合治疗。

三、2- 戊酮

（一）理化特性

2- 戊酮（2-pentanone），常温常压下为无色易燃液体，化学式为 $C_5H_{10}O$，相对分子质量 86.13。密度 $0.809g/cm^3$，沸点 $102.2℃$，水中溶解度为 55.1g/L，易溶于乙醇、乙醚等有机溶剂。蒸气可与空气形成爆炸性混合物，贮存和使用时要远离火源和强氧化剂，防止静电，着火时用泡沫、粉末或二氧化碳灭火。

（二）接触机会

2- 戊酮主要用作溶剂，是润滑油的优良脱蜡剂，也用作硝基喷漆、合成树脂涂料的溶剂以及有机合成的中间体，还用作萃取剂。工业上可由 2- 仲戊醇脱氢或由丁酰乙酸乙酯与水共热制得。

（三）临床表现

本品对黏膜具有刺激作用，高浓度可致麻醉。吸入后引起上呼吸道刺激、头痛、头晕、恶心、呕吐、嗜睡、昏迷。对眼及皮肤有刺激性。长期接触可致皮炎。未见职业中毒报道。

（四）诊断

根据接触 2- 戊酮的职业史和临床表现，作出诊断。

（五）处理原则

急性吸入中毒时迅速脱离 2- 戊酮作业环境，脱去污染的衣物，清洗污染的皮肤，保持安静，并采用吸氧等对症、支持等综合治疗。

四、2- 己酮

（一）理化特性

2- 己酮（2-hexanone），又名甲基正丁酮、甲丁酮，为无色液体，有丙酮的气味。化学式为 $C_6H_{12}O$，分子量 100.16，熔点 -56.9℃，沸点 127℃，微溶于水，可混溶于乙醇、甲醇、苯。

（二）接触机会

2- 己酮由正丙基乙酰乙酸乙酯与氢氧化钠溶液共热制得。用作溶剂和有机合成中间体。该品易燃，能与空气形成爆炸性混合物。

（三）临床表现

短时间过量接触时，表现为黏膜刺激和麻醉作用，可引起眼和上呼吸道的刺激症状。长期接触，可出现肢端麻木、刺痛、足跟烧灼感、寒冷感、上下肢无力，神经系统检查，可发现四肢对称性感觉障碍、肌无力、腱反射减弱或消失等周围神经病的表现。

（四）实验室检查

神经 - 肌电图检查，可见符合神经源性损害的改变，有利于明确慢性中毒的诊断。

（五）诊断及鉴别诊断

根据短期接触较高浓度或长期密切接触 2- 己酮的职业史，出现以眼和呼吸道刺激或周围神经损害为主的临床表现，作出急性或慢性中毒的诊断。

（六）处理原则

1. 急性中毒时迅速脱离 2- 己酮作业环境，脱去污染的衣物，清洗污染的皮肤、黏膜，保持安静，给予对症治疗。

2. 慢性中毒出现周围神经病的患者，调离原工作岗位，按中毒性周围神经病进行治疗。

五、苯 乙 酮

（一）理化特性

苯乙酮（acetophenone），又称乙酰苯，无色或淡黄色低熔点、低挥发性、有水果香味的油状液体，有强的吸湿性。分子式为 C_8H_8O。相对分子量 120.2，熔点 19.6℃，沸点 202℃，不溶于水，易溶于多数有机溶剂，不溶于甘油。能与蒸气一起挥发，氧化时可以生成苯甲酸；还原时可生成乙苯，完全加氢时生成乙基环己烷。

（二）接触机会

苯乙酮作溶剂使用时，有沸点高、稳定、气味愉快等特点。溶解能力与环己酮相似，能溶解硝化纤维素、乙酸纤维素、乙烯树酯、香豆酮树酯、醇酸树酯、甘油醇酸树酯等。常与乙醇、酮、酯以及其他溶剂混合使用。作香料使用时，是山楂、含羞草、紫丁香等香精的调合原料，并广泛用于皂用香精和烟草香精中。用于合成苯乙醇酸、α- 苯基吲哚、异丁苯丙酸等，也用作塑料的增塑剂。

（三）临床表现

苯乙酮主要经呼吸道、消化道、皮肤黏膜吸收，主要是对眼和皮肤的刺激作用，亦可引起皮肤局部灼伤。吸入蒸气有麻醉作用。除热蒸气外，一般吸入和在工业操作过程中不会引起中毒危害。

（四）诊断

根据接触苯乙酮的职业史，出现以眼和呼吸道刺激作用为主的临床表现进行诊断。

（五）处理原则

迅速脱离苯乙酮作业环境，脱去污染的衣物，清洗污染的皮肤，给予对症治疗。

六、环 己 酮

（一）理化特性

环己酮（cyclohexanone）为无色透明液体，带有泥土气息，不纯物为浅黄色。分子式 $C_6H_{10}O$，相对分子量 98.14。熔点 –47℃，沸点 155℃，易溶于乙醇和乙醚。易燃，遇高热，明火有引起燃烧的危险。

（二）接触机会

环己酮是重要化工原料，是制造尼龙、己内酰胺和己二酸的主要中间体。也是重要的工业溶剂，如用于油漆，特别是用于那些含有硝化纤维、氯乙烯聚合物及其共聚物或甲基丙烯酸酯聚合物油漆等。用于有机磷杀虫剂等农药的优良溶剂，用作染料的溶剂，作为活塞型航空润滑油的粘滞溶剂，酯、蜡及橡胶的溶剂。也用作染色和褪光丝的均化剂，擦亮金属的脱酯剂，木材着色涂漆。还可用作脱膜、脱污、脱斑。

（三）临床表现

环己酮有强烈的刺激性，在生产环境中一般不易发生大量吸入而致急性中毒的情况。发生意外事故过量接触后，可引起眼和上呼吸道刺激症状，并可有头晕等中枢神经系统抑制表现。经口摄入大剂量时，出现意识障碍，肝肾功能损害。

（四）实验室检查

血环己酮含量测定可作为接触指标。

（五）诊断

根据短期接触较高浓度环己酮的职业史，出现以呼吸道刺激及中枢神经系统抑制作用为主的临床表现进行诊断。

（六）处理原则

急性吸入中毒者应迅速脱离环己酮作业环境，给予对症治疗。口服中毒者应及时洗胃，注意保护重要脏器功能，纠正水和电解质平衡失调。

（林毓嫱　刘移民）

第九节　环氧化合物

一、环氧丙烷

（一）理化特性

环氧丙烷（propyleneoxide），又名氧化丙烯、甲基环氧乙烷，为无色醚味液体，分子式 C_3H_6O，相对分子质量 58.08，相对密度 0.83g/ml，熔点 –112.13℃，沸点 34.24℃，闪点 –37℃，具有低沸点，易燃特点。易溶于水，20℃条件下水中溶解度 405g/L，可溶于丙酮、乙醇、乙醚。

（二）接触机会

环氧丙烷是除聚丙烯和丙烯腈外的第三大丙烯衍生物，是重要的基本有机化工合成原料，主要用于生产聚醚、丙二醇等。它也是第四代洗涤剂非离子表面活性剂、油田破乳剂、农药乳化剂等的主要原料。环氧丙烷的衍生物广泛用于汽车、建筑、食品、烟草、医药及化妆品等行业。已生产的下游产品近百种，是精细化工产品的重要原料。

（三）临床表现

1. **急性中毒**　在通风不良和缺乏个体防护时，短期内接触较高浓度环氧丙烷可对人眼和呼吸道产生刺激作用，主要表现为眼痛、流泪、畏光、结膜充血、胸闷、气急、呼吸困难，肺部可闻及干、湿啰音；并可有头晕、头痛、乏力、视物模糊、抽搐、昏迷，一过性高血压、心率不齐、心肌损害等。严重者可有肝、肾功能损害。

2. **皮肤黏膜损害**　皮肤直接接触，可出现红肿、水疱、疼痛，反复接触可引起皮肤干燥、皲裂。眼直接接触，可导致角膜和结膜灼伤。

（四）实验室检查

胸部 X 射线检查可显示支气管炎或肺炎改变，心电图可见心肌损害，肝肾功能可有异常。

（五）诊断及鉴别诊断

根据短期接触较高浓度环氧丙烷的职业史，出现以眼和呼吸系统损害为主的临床表现，可作出急性中毒的诊断。应与其他刺激性化合物等中毒相鉴别。

（六）处理原则

1. 急性中毒者应迅速脱离现场至空气新鲜处，保持呼吸道通畅。如呼吸困难，给输氧；呼吸停止时，立即进行人工呼吸，并给予对症治疗。

2. 眼睛接触时用流动清水或生理盐水冲洗 5 分钟以上，眼结膜或角膜损伤时可早期给糖皮质激素和抗生素眼药水。皮肤被污染后，脱去污染衣物，用肥皂水或清水彻底冲洗。

二、环氧丁烷

（一）理化特性

环氧丁烷（1，2-epoxybutane）为白色水样液体，味香，分子式 C_4H_8O，相对分子质量 72.11，相对密度 0.826g/ml，熔点为 -60℃，沸点为 62~64.5℃，闪点 -12℃。微溶于水，水中溶解度 8.240g/L（25℃），溶于一般脂肪族和芳香族等有机溶剂。环氧丁烷具有不易挥发、不易燃等特点。

（二）接触机会

环氧丁烷主要用于制造中间体和聚合物，例如用来生产 1，2- 丁二醇。还用来代替丙酮作为硝基漆的稀释剂，作为色谱分析的标准物质，还可用于制造泡沫塑料、合成橡胶、非离子型表面活性剂等。

（三）临床表现

在通风不良和缺乏个体防护时，短期内接触较高浓度环氧丁烷可产生眼和皮肤的刺激作用，表现为眼痛、结膜刺激和暂时性角膜损害。皮肤一次接触可出现红肿，反复长期接触可能引起水疱或坏死。

（四）诊断及鉴别诊断

根据短期接触较高浓度环氧丁烷的职业史，出现以眼睛和皮肤刺激症状，结合现场职业卫生学调查资料，在排除其他可能疾病后，方可诊断。应与其他环氧化合物中毒相鉴别。

（五）处理原则

急性中毒者应迅速脱离现场至空气新鲜处，保持呼吸道通畅。眼睛接触时用流动清水或生理盐水冲洗。皮肤被污染后，脱去污染衣物，用肥皂水或清水彻底冲洗。给予对症治疗。

三、环氧氯丙烷

（一）理化特性

环氧氯丙烷（Epichlorohydrin），又名表氯醇、3-氯-1，2-环氧丙烷，为无色有似氯仿气味液体，分子式 C_3H_5ClO，相对分子质量 92.52，相对密度 1.18g/ml，熔点为 -57.2℃，沸点为 117.9℃，闪点 40℃。易挥发、易燃。不溶于水，溶于乙醇、乙醚、氯仿、三氯乙烯等有机溶剂。

（二）接触机会

主要用于制环氧树酯，也是一种含氧物质的稳定剂和化学中间体，环氧基及苯氧基树酯的主要原料，可用于制造甘油、熟化丙烯基橡胶、纤维素酯及醚溶剂、高湿强度树酯等。

（三）临床表现

在通风不良和缺乏个体防护时，短期内接触较大量环氧氯丙烷蒸气可对眼和呼吸道产生强烈刺激。高浓度吸入可出现中枢神经系统抑制症状。液体溅入眼中，可致灼伤。皮肤直接接触，出现红斑、水肿和丘疹，重者出现水疱和溃疡。口服中毒引起肝、肾损害。

（四）诊断及鉴别诊断

根据短期接触较高浓度环氧氯丙烷的职业史，出现以眼、皮肤和呼吸系统损害为主的临床表现，结合职业卫生学调查并排除其他原因所致类似疾病，作出诊断。应与其他环氧化合物中毒进行鉴别诊断。

（五）处理原则

急性中毒者应迅速脱离现场至空气新鲜处，保持呼吸道通畅。眼睛接触时用流动清水或生理盐水冲洗。皮肤被污染后，脱去污染衣物，用肥皂水或清水彻底冲洗。给予对症治疗。

（冯玉超　刘移民）

第十节　有机酸及酸酐类

一、甲　酸

（一）理化特性

甲酸（methanoic acid），俗名蚁酸，为无色透明发烟液体，有强烈的刺激性酸味。分子式 CH_2O_2，相对分子质量46.03，相对密度1.220（20/4℃），熔点8.4℃，沸点100.8℃，闪点68.89℃，自燃点601.11℃，蒸气密度1.59，蒸气压5.33kPa（40mmHg24℃），蒸气与空气混合物可燃限18%~57%。能与水、乙醇、乙醚和甘油任意混溶，和大多数的极性有机溶剂混溶，在烃中也有一定的溶解性。易燃，燃烧产生有毒蒸气，如一氧化碳。遇浓硫酸迅速脱水并产生一氧化碳。甲酸是强还原剂，酸性很强，有腐蚀性。

（二）接触机会

甲酸在自然界分布很广，存在于某些蚁类、蜂、毛虫的分泌物中，人体肌肉、皮肤、血液和排泄物中都含有甲酸。甲酸作为基本有机化工原料，工业上用以制造甲酸酯，广泛用于化工、农药、医药行业；用作羊毛、皮革、橡胶及电极板工业中的酸化剂和还原剂；作为金属表面处理剂用于含不锈钢材料设备的清洗；也可用作纺织工业的染色剂和食品保鲜剂和动物饲料添加剂；在造纸行业替代氨和碱用于纸浆处理。

（三）临床表现

急性甲酸中毒多经口服所致。过量吸入可有眼鼻刺激感、流泪、结膜充血、水肿，咳嗽、咽痛、声嘶，重者可导致支气管炎，甚至化学性肺炎。口服中毒以上消化道腐蚀性灼伤为突出表现，出现口舌、咽部灼伤、溃烂、咽痛、胸骨后、上腹烧灼感痛及恶心、呕吐，呕咖啡样物、消化道出血，严重者电解质紊乱、肾损害、多脏器功能损害、呼吸循环衰竭，甚至死亡。食管灼伤后可导致食管穿孔或后期出现食管瘢痕性狭窄。皮肤直接接触高浓度甲酸，可引起皮肤灼伤、溃疡。偶有接触甲酸后出现皮肤过敏者。

（四）实验室检查

急性中毒患者可有白细胞计数升高，蛋白尿、血尿和管型尿。重者可出现血pH值下降、低钾血症、电解质紊乱，肝损害者可出现转氨酶、心肌酶、肌酐升高。可行气相色谱法测定血甲酸浓度。

（五）诊断及鉴别诊断

有明确的口服甲酸史或意外事故吸入高浓度甲酸蒸气，临床表现为口咽、上消化道灼伤或呼吸系统损害，诊断一般不难。应与其他腐蚀性刺激性化学物中毒相鉴别。

（六）处理原则

甲酸中毒的救治与强酸中毒基本相同。

1. 口服中毒，口服低浓度甲酸溶液，立即饮用牛奶、蛋清及大量凉水稀释，在无消化道穿孔风险、患者可耐受的情况下谨慎地用牛奶洗胃，以减少甲酸的吸收和胃肠黏膜的损伤。制酸、护胃是治疗的关键，可用质子泵抑制剂兰索拉唑或奥美拉唑、H_2 受体拮抗剂甲氰咪胍或雷尼替丁、生长抑素等，口服硫糖铝混悬液、氢氧化铝凝胶、L- 谷氨酰胺等。对强烈呕吐者应予镇吐并镇静，静脉补液，不能进食者全静脉营养，注重抗感染及纠正酸碱平衡失衡，急性期谨防食管穿孔，全静脉营养补液一般须持续至消化道黏膜基本修复。后期如出现食管瘢痕性狭窄，可外科手术治疗。

2. 吸入中毒时，应迅速移离现场，吸氧，可予 2%~4% 的碳酸氢钠溶液雾化吸入。重者应按中毒性呼吸系统疾病处理。积极防治肺水肿，早期、足量、短程应用糖皮质激素，用药期间注意加强制酸、护胃。防治肺部感染及解痉平喘、化痰止咳等处理。

3. 皮肤灼伤时，应及时用大量流动水冲洗创面 15 分钟，可局部用 2%~5% 碳酸氢钠溶液冲洗后再予清水冲洗。眼灼伤时应立即用清水冲洗 15 分钟以上，可予 0.5% 丁卡因溶液滴眼止痛，予糖皮质激素及抗生素滴眼液，并请眼科处理。

二、乙　　酸

（一）理化特性

乙酸（ethanoic acid）又名醋酸，为无色透明、有刺激性气味的液体，化学式 CH_3COOH，相对分子质量 60.05，相对密度 1.049 2，熔点 16.604℃，沸点 117.9℃，闪点 57℃（开杯），自燃点 426℃。纯乙酸在低于熔点时呈冰状晶体，故无水乙酸又称为冰醋酸，是无色的吸湿性固体。乙酸能溶于水、乙醇、乙醚、四氯化碳及甘油等有机溶剂。遇热、明火易燃烧爆炸，能与氧化剂发生反应。醋酸有强烈的腐蚀性，其水溶液呈弱酸性，能跟许多活泼金属、碱性氧化物、碱等反应生成醋酸盐。

（二）接触机会

乙酸在自然界分布很广，在水果及植物油中主要以酯的形式存在，在动物的组织内、排泄物和血液中以游离酸的形式存在。乙酸是醋的主要成分，食醋中含醋酸 3%~6%。许多生物可以通过发酵将不同的有机物转化为乙酸。乙酸可用作酸度调节剂、酸化剂、腌渍剂、增味剂、香料等。

乙酸是化工产品，是最重要的有机酸之一。可用于生产乙酸乙烯、乙酐、乙酸酯、乙酸纤维素、乙酸盐等，在农药、医药、染料、照相、药品制造、织物印染和橡胶工业中都有广泛应用。

（三）临床表现

乙酸主要对皮肤黏膜有刺激作用。

1. 急性中毒 高浓度乙酸气溶胶吸入后对鼻、喉和呼吸道有刺激性，可有眼鼻刺激感、流涕、咳嗽、胸闷，严重者出现喉头痉挛、水肿、气管炎甚至化学性肺炎，可有呼吸困难、发绀及双肺湿啰音。

误服高浓度乙酸，口腔和消化道可产生糜烂，引起恶心、呕吐、腹痛、腹泻，腐蚀性胃肠炎，严重者可出现血便、电解质紊乱、酸中毒、休克，可引起食管穿孔、溶血以及肝肾损害，重者可危及生命。

皮肤接触可发生红肿、疼痛、水疱等，引起化学灼伤。

2. 慢性影响 长期反复接触，可致眼睑水肿、结膜充血、慢性咽炎、支气管炎、牙齿出现腐蚀斑、牙酸蚀症。个别接触者可有阻塞性通气功能障碍、哮喘发作。皮肤长期接触可致皮肤干燥、皮肤色素沉着。

（四）实验室检查

急性中毒患者可有白细胞计数升高，重者可有酸碱平衡失调及电解质紊乱，合并或继发肝肾损害者可出现蛋白尿、血尿，转氨酶、心肌酶、肌酐升高。吸入中毒者 X 线胸片表现为气管、支气管周围炎、肺炎甚至肺水肿，血气分析可出现氧分压低。

（五）诊断及鉴别诊断

有明确的高浓度乙酸吸入或误服较大量乙酸史，临床表现为呼吸道刺激症状、支气管炎、化学性肺炎或口咽、消化道灼伤，可作出急性乙酸中毒的诊断。主要与呼吸道感染、流行性感冒等鉴别，误服者应与其他腐蚀性刺激性化学物中毒相鉴别。

（六）处理原则

1. 高浓度吸入 迅速脱离现场，保持呼吸道通畅，可予吸氧，给予 2%~4% 碳酸氢钠溶液雾化吸入。呼吸困难或喉头水肿、喉窒息时应增加吸氧浓度或及时气管切开，尽早给予足量、短程糖皮质激素，防治肺部感染及解痉平喘、化痰止咳处理。

2. 误服高浓度者 给予大量饮水、催吐，再给予导泻。积极制酸护胃，防治食管穿孔、食管瘢痕、缩窄。

3. 眼灼伤者　立即提起眼睑，用流动清水或生理盐水冲洗至少 15 分钟，再给予糖皮质激素滴眼液及抗菌素眼膏或滴眼液并请眼科处理。

4. 皮肤接触　脱去污染的衣物，立即用清水冲洗至少 15 分钟，若有灼伤按化学性灼伤处理。

三、丙　　酸

（一）理化特性

丙酸（propanoic acid），又称初油酸、甲基乙酸，为无色油状液体，有刺激和腐败性气味。化学式 CH_3CH_2COOH，相对分子质量 74.08，熔点 –21.5℃，沸点 141.1℃，闪点 54℃，相对密度（水 =1）2.56；饱和蒸气压 1.33（39.7℃）。能与水混溶，溶于乙醇、丙酮、乙醚和氯仿等多数有机溶剂。易燃、易爆，丙酸蒸气在空气可形成爆炸性混合物，遇明火或高热可引起燃烧爆炸，燃烧分解产物为一氧化碳、二氧化碳。与氧化剂能发生强烈反应。

（二）接触机会

丙酸存在于发酵或腐败的奶制品、糖蜜和淀粉等中。主要用作食品防腐剂和防霉剂、青饲料的保鲜剂、食品香料的配制；用作有机试剂、酯化剂、增塑剂；丙酸还是重要的化工原料，作为化学试剂及医药中间体，用于医药、农药等的制造等。

（三）临床表现

丙酸毒性比甲酸小，对眼睛、皮肤、黏膜有刺激作用。吸入丙酸蒸气对呼吸道有强烈刺激性，可有眼鼻刺激感、咽痛、咳嗽，重者可发生化学性肺炎、肺水肿。蒸气对眼有强烈刺激性，可致结膜充血、水肿，液体直接接触眼可致严重眼损害。皮肤接触可致灼伤，出现局部红、痛、水疱等。大量口服可引起腐蚀性胃肠炎，出现恶心、呕吐和腹痛等。

（四）诊断及鉴别诊断

根据接触史及对皮肤黏膜、呼吸道的刺激及腐蚀性作用，急性中毒的诊断不难。血、尿丙酸明显升高者需与遗传性丙酸血症鉴别。

（五）处理原则

无特效解毒药物，给予对症支持治疗。高浓度吸入，迅速脱离现场，保持呼吸道通畅，可予吸氧；误服高浓度者予大量饮水、催吐，再给予导泻；眼灼伤者，用流动清水或生理盐水冲洗；皮肤接触，脱去污染的衣物，立即用清水冲洗。

（杨志前　刘移民）

四、氯 乙 酸

（一）理化特性

氯乙酸（chloroacetic acid），又名一氯乙酸（monochloroacetic acid），为无色或淡黄色结晶，有刺激性气味，易潮解，有强烈的腐蚀性。分子式 $C_2H_3ClO_2$，相对分子质量 94.49，相对密度 1.58。以 α、β 和 γ 形式存在，分别具有 63℃、55~56℃ 和 50℃ 的熔点。沸点为 189℃，闪点 71.5℃。溶于水和乙醇、乙醚等大多数有机溶剂。

（二）接触机会

氯乙酸是生产羧甲基纤维素、苯氧乙酸、巯基乙酸、甘氨酸、靛染料等的中间体，是制取硫乙二醇酸、甘醇酸等的原料，制药工业中制取咖啡因、巴比妥类等也广泛使用氯乙酸。同时也用于制造香料、增塑剂、除莠剂及表面活性剂等。职业接触氯乙酸主要通过呼吸和皮肤接触。

（三）临床表现

氯乙酸可经呼吸道、胃肠和皮肤吸收引起中毒。其中 90% 以上急性中毒是经灼伤皮肤吸收氯乙酸所致。

急性中毒的程度取决于接触氯乙酸的浓度和时间。中枢神经系统兴奋症状往往出现最早，表现为定向力障碍、谵妄、惊厥等，随后出现中枢抑制和昏迷。中毒患者均可出现不同程度的心脏损害，包括心率不齐、心动过速、心动过缓、室性早搏、非特异性心肌损害等。重者还出现心源性休克、心室颤动，并可在 12 小时内出现急性肾功能衰竭。接触氯乙酸酸雾，可发生眼部疼痛、流泪、畏光、结膜充血及上呼吸道刺激等症状。空气中浓度为 23.7mg/m^3 时，有轻微刺激和兴奋作用，浓度较高时引起严重的呼吸道刺激症状，甚至出现肺水肿。经口中毒先出现呕吐和腹泻，然后出现中枢神经系统功能紊乱、休克、肾功能衰竭等。

皮肤接触氯乙酸的溶液或晶体后，出现红、肿、水疱，伴有剧痛，水疱吸收后出现皮肤过度角化，经数次脱皮后始愈。皮肤接触面积较大或氯乙酸溶液较浓时，可危及生命。

（四）实验室检查

中毒早期可见血中氯乙酸含量明显增加。心电图可有非特异性心肌损伤表现。中毒早期可出现低血钾和严重的代谢性酸中毒及进行性肾功能衰竭，后期可见低钙血症。实验室检查可见血清天冬氨酸转氨酶（AST）、丙氨酸转氨酶（ALT）活性明显增加；由于横纹肌溶解可出现肌红蛋白尿，血中肌酸磷酸激醇（CKP）、醛缩酶活性增加。

（五）诊断及鉴别诊断

主要依据短期内接触较大量氯乙酸的职业史和相应的临床表现及实验室检查来确定诊断。诊断分级应执行《职业性急性氯乙酸中毒的诊断》（GBZ 239—2011）。应与其他无机酸、酚灼伤并发中毒等相鉴别。

（六）处理原则

1. 防止氯乙酸继续吸收和促进排出　立即脱离事故现场，转移到空气新鲜处，脱去污染的衣物，并用大量清水或2%碳酸氢钠溶液冲洗污染皮肤至少15分钟；眼污染时应分开眼睑用微温水流冲洗至少15分钟；经口中毒患者应立即用清水洗胃（严禁催吐），然后使患者静卧、保暖、休息，密切观察病情变化。

2. 对症和支持治疗　中毒患者以对症支持疗法为主，及早进行血液透析，如果出现肌红蛋白尿应血液透析和血浆置换结合进行。较重患者应在严密医学监护下进行系统治疗，包括早期、适量、短程给予糖皮质激素，以控制脑水肿和肺水肿；抗休克、纠正酸中毒和低钾血症、保护心肌和防治心血管损害；保持适量尿量和碱化尿液以避免肾小管中肌红蛋白沉积等。

3. 灼伤创面处理　氯乙酸灼伤患者，灼伤创面的真皮、皮下组织及肌肉内血管极度扩张、充血，导致氯乙酸吸收加快，极易引起氯乙酸中毒。氯乙酸灼伤后千万不能以为仅是皮肤损伤，应将患者及时迅速送往医院进行严密观察，并做出及时的处理。对于创面不大（<5%）的患者，经清水或5%碳酸氢钠溶液彻底清洗后，可在阴凉处干燥处理；而对于灼伤面积较大的患者，应立即进行切痂术，彻底清除局部坏死组织，防止氯乙酸继续吸收，减轻其对机体的进一步损害。

五、乙　酸　酐

（一）理化特性

乙酸酐（acetic anhydride）又名醋酸酐、醋酐、乙酐，为无色易挥发液体，具有强烈刺激性气味和腐蚀性。分子式 $C_4H_6O_3$，相对分子质量102.09，相对密度1.08。熔点 $-74.13℃$，沸点 $138.63℃$，闪点 $64.4℃$。溶于乙醇但可与乙醇发生反应，溶于冷水，溶于氯仿、乙醚和苯。

（二）接触机会

乙酸酐主要用于生产醋酸纤维、醋酸纤维漆、不燃性电影胶片，也用作强乙酸酰剂、磺化和硝化的脱水剂等。职业人群主要通过呼吸道吸入和皮肤接触乙酸酐。

（三）临床表现

1. 口服中毒

（1）轻度中毒：少量摄入的患者可能仅产生刺激作用，或产生口咽、食管或胃Ⅰ级（浅表性充血水肿）或Ⅱ级烧伤（浅表性水疱、糜烂和溃疡）灼伤，临床上有腐蚀性胃肠炎的表现。有些患者（特别是幼儿）可能出现上呼吸道水肿。

（2）重度中毒：可发生深度烧伤胃肠黏膜坏死。常见并发症包括食管、胃穿孔（十二指肠少见）、瘘管形成（气管食管、主动脉食管）和消化道出血。上呼吸道水肿常见，并常常危及生命。可出现低血压、心动过速、呼吸急促，很少出现发热的症状。其他罕见并发症包括代谢性酸中毒、溶血、肾功能衰竭、弥漫性血管内凝血、肝酶升高和心血管性虚脱。胃出口和食管狭窄形成（口腔少见）可能长期存在。

2. 吸入中毒　轻者有胸痛、咳嗽和支气管痉挛。重者可引起上呼吸道水肿和灼伤、缺氧、喘鸣、气管支气管炎、肺炎等，但很少出现急性肺损伤或持续性肺功能异常。此外，有报道类似于哮喘的肺功能障碍的病例。

3. 眼睛接触　眼接触后，可产生严重的结膜刺激和水肿，角膜上皮缺损，角膜缘缺血，永久性视力下降以及严重的穿孔。

4. 皮肤接触　轻微的接触会导致刺激和局部皮肤红肿。长时间或高浓度的接触会导致皮肤灼伤。

（四）实验室检查

1. 乙酸酐引起明显烧伤的患者，检查全血细胞计数和电解质。

2. 严重烧伤、穿孔或出血的患者（高容量或高浓度摄取的成人），可进行肾功能、肝酶、CBC、INR、PT、PTT、纤维蛋白原、纤维蛋白降解产物、血型和交叉配型等检查，并监测尿量和尿液分析。

3. 监测患有上呼吸道水肿或灼伤患者的脉搏、血氧饱和度或动脉血气。

4. 严重烧伤、穿孔或出血的患者（高容量或高浓度摄取的成人）进行直立胸部X线检查以评估横膈膜下的纵隔气或游离空气，来排查食管或胃坏死、穿孔的可能性。有肺部症状和体征的患者需做胸片检查。

5. 摄入数周后，上消化道的钡造影X线片可用于持续Ⅱ或Ⅲ级烧伤患者，以评估狭窄。

（五）诊断及鉴别诊断

主要依据明确的乙酸酐接触史和相应的临床表现及实验室检查来确定诊断。注意与碱性腐蚀性化学物摄入，消化道出血或穿孔相鉴别。

（六）处理原则

1. 紧急治疗

（1）吸入：迅速脱离现场至空气新鲜处。保持呼吸道通畅。如呼吸困难，给予吸氧。呼吸、心跳停止，立即进行心肺复苏术。

（2）眼睛接触：立即分开眼睑，用大量流动清水或生理盐水彻底冲洗10~15分钟。

（3）皮肤接触：立即脱去污染的衣物，用大量流动清水彻底冲洗20~30分钟。

（4）食入：用水漱口，禁止催吐。给饮牛奶或蛋清。

2. 深入治疗　针对有昏迷、严重肺炎或呼吸停止的患者，可经口气管插管或经鼻气管插管，以保证气道通畅。可给予面罩式正压通气。并给予其他对症和支持治疗。

根据灼伤的部位、程度、临床表现等给予相应的检查、治疗和护理。

六、丙酸酐

（一）理化特性

丙酸酐（Propionic anhydride）又名丙酐、初油酸酐，为无色有刺激性恶臭的液体。分子式 $C_6H_{10}O_3$，相对分子质量130.1418，密度 $1.0119g/cm^3$（20℃），相对密度1.01。熔点 -42℃，沸点168.4℃，闪点73.9℃。溶于乙醇并可与乙醇发生反应，溶于乙醚、氯仿、碱液。

（二）接触机会

丙酸酐主要用作酯肪酸和纤维素的酯化剂，用于生产醇酸树酯和芳香油，以及将丙酰基引入到染料和药物中。职业人群可在使用或生产丙酸酐的过程中吸入或皮肤接触到丙酸酐。

（三）临床表现

丙酸酐的危害作用类似于丙酸。丙酸酐对眼、皮肤和呼吸道有腐蚀性，对眼有刺激性作用，并可能产生慢性结膜炎。口服摄入会导致口腔和胃部的灼伤。

（四）实验室检查

1. 丙酸酐引起明显烧伤的患者，检查全血细胞计数和电解质。

2. 严重烧伤、穿孔或出血的患者（高容量或高浓度摄取的成人），可进行肾功能、肝酶、CBC、INR、PT、PTT、纤维蛋白原、纤维蛋白降解产物、血型和交叉配型等检查，并监测尿量和尿液分析。

3. 监测患有上呼吸道水肿或灼伤患者的脉搏、血氧饱和度或动脉血气。

4. 严重烧伤、穿孔或出血的患者（高容量或高浓度摄取的成人）进行直立胸部X线检查以评估横膈膜下的纵隔气或游离空气，来排查食管或胃坏死、穿孔的可能性。有肺部症状和体征的患者需做胸片检查。

5. 摄入数周后，上消化道的钡造影X线片可用于持续Ⅱ或Ⅲ级烧伤患者，以评估狭窄。

（五）诊断及鉴别诊断

主要依据明确的丙酸酐接触史和相应的临床表现及实验室检查来确定诊断。注意与碱性腐蚀性化学物摄入，消化道出血或穿孔相鉴别。

（六）处理原则

参见"乙酸酐"。吸入中毒，迅速脱离现场至空气新鲜处，保持呼吸道通畅，如呼吸困难，给吸氧；不慎溅入眼中，立即分开眼睑，用大量流动清水或生理盐水彻底冲洗；皮肤接触者，应立即脱去污染的衣着，用大量流动清水彻底冲洗；经口中毒，用水漱口，禁止催吐。

（张　程　刘移民）

第十一节　酯　类

一、甲酸甲酯

（一）理化特性

甲酸甲酯（methylformate）又名蚁酸甲酯，为无色液体，有芳香气味，分子式 $C_2H_4O_2$，相对分子质量 60.5，蒸气压（16℃）53.32kPa，闪点 −32℃，熔点为 −99.8℃，沸点为 32℃，相对密度（20℃）0.975，蒸气密度 2.07g/L，溶于水、乙醇、乙醚、甲醇。本品性质稳定，但因闪点低，极易燃，其蒸气可与空气形成爆炸性混合物，遇明火、高热或与氧化剂接触，可引起燃烧爆炸，爆炸极限 5.9%~20%，在火场中，受热容器有爆炸危险。其蒸气比空气重，能在较低处扩散，扩散范围较广，遇明火会引起回燃。燃烧分解产物为一氧化碳和二氧化碳。

（二）接触机会

甲酸甲酯在生产硝化纤维素和乙酸纤维素时用作溶剂，也可用作熏蒸杀虫剂和杀菌剂，有机合成中用作甲酰化剂；在制造香料、干燥果品、谷物处理和制备抗白血病药等时也可能使用本品。

（三）临床表现

人短时间低浓度接触，未见有明显刺激症状；接触较高浓度后，眼睛、上呼吸道等可出现明显刺激症状；过量吸入本品可引起鼻黏膜刺激、恶心等不适症状，同时也可作用于中枢神经系统引起暂时性视觉障碍，严重者可导致肺部损害。

（四）诊断及鉴别诊断

根据明确的甲酸甲酯接触史和相关的临床表现以及胸部 X 线检查结

果，结合现场职业卫生学调查，综合分析，排除其他类似疾病后，可作出诊断。

（五）处理原则

急性中毒者应迅速脱离作业环境，移至空气新鲜处。保持呼吸道通畅。必要时给予吸氧，若呼吸停止，应立即进行人工呼吸。若眼睛接触，用流动清水或生理盐水冲洗10分钟以上。误服可饮足量温水催吐。若中毒症状明显应及时送医院救治。应同时注意本品在体内分解为甲酸和甲醇后引起的危害，可参照甲酸和甲醇中毒的救治原则处理。

二、甲 酸 乙 酯

（一）理化特性

甲酸乙酯（ethylformate）又名蚁酸乙酯，为无色易挥发液体，有类似甜酒芳香气味，分子式 $C_3H_6O_2$，相对分子质量74.8，蒸气压（5.4℃）13.33kPa，闪点 -20℃（闭杯），熔点为 -80.5℃，沸点为 54.3℃，相对密度 0.9236，自燃点 455℃，蒸气密度 2.55g/L，溶于水、乙醇、乙醚。在水中逐渐分解出游离酸。遇明火、热、氧化剂易燃、易爆，爆炸极限 2.7%~13.5%。易水解，空气中湿气的存在也能使其水解成甲酸和乙醇而呈酸性。在酸、碱存在下能促进水解。加热至 300℃以上分解生成乙烯、甲酸、一氧化碳、二氧化碳、氢、水和甲醛。在氯化铁存在下加热 150℃分解得到乙醚、一氧化碳。

（二）接触机会

主要用以合成熏蒸剂、药物和人工香料，同时也用作油类和酯类的溶剂。在相关生产和使用过程中可接触本品。

（三）临床表现

短时间接触可出现眼睛、上呼吸道及皮肤刺激症状，脱离接触后症状很快消失。严重者可出现呼吸困难、化学性肺炎。

（四）诊断及鉴别诊断

根据明确的甲酸乙酯接触史和眼、鼻黏膜刺激症状，及胸部X线检查结果，结合现场职业卫生学调查，综合分析，排除其他类似疾病后，可作出诊断。

（五）处理原则

可参照"甲酸甲酯"。

三、乙 酸 甲 酯

（一）理化特性

乙酸甲酯（methylacetate）又名醋酸甲酯，为无色易挥发液体，有水果香味，分子式 $C_3H_6O_2$，相对分子质量 74.08，蒸气压（9.4℃）13.33kPa，闪点 –10℃（闭杯），熔点为 –98.05℃，沸点为 57.8℃，相对密度（20℃）0.9342，自燃点 501.67℃，蒸气密度 2.55g/L，20℃时水中溶解约 30%。溶于苯、丙酮、氯仿，与乙醇、乙醚相混溶。遇明火、受热、氧化剂易燃、会爆炸，爆炸极限 4.1%~13.9%。能与氧化剂发生剧烈反应。

（二）接触机会

是良好的溶剂之一，主要用以制造皮革、油漆、去漆剂、硝化纤维素、乙酰纤维素、树酯、油及合成香料等。在相关生产和使用过程中可接触本品。

（三）临床表现

1. 急性中毒　接触高浓度对眼和上呼吸道有明显刺激作用，出现眼灼热感、流泪、咳嗽、胸闷等不适，有时可致角膜混浊。过量吸入本品可引起鼻黏膜刺激症和恶心不适，同时可出现中枢神经系统症状，持续高浓度吸入，可致肺水肿和呼吸麻痹。严重者可致死亡。

2. 慢性影响　反复长时间接触，中枢神经系统出现进行性麻醉作用，停止接触后可缓慢恢复。

（四）诊断及鉴别诊断

根据明确的乙酸甲酯接触史和眼、鼻黏膜刺激症状，及胸部 X 线检查结果，结合现场职业卫生学调查，综合分析，排除其他类似疾病后，可诊断急性中毒。

（五）处理原则

可参照"甲酸甲酯"，若出现肺水肿，按临床肺水肿常规处理原则处理。

四、碳酸二甲酯

（一）理化特性

碳酸二甲酯（dimethyl carbonate），为无色液体，有芳香味，分子式 $C_3H_6O_3$，相对分子质量 90.08，蒸气压（20℃）6.27kPa，闪点 16.7℃（闭杯）、21.7℃（开杯），熔点为 2~4℃，沸点为（101.3kpa）90.2℃，相对密度（20℃/4℃）1.073，溶于多数有机溶剂，与酸、碱相混溶，不溶于水。遇明火、受热、氧化剂易燃、能与叔丁醇钾发生剧烈反应。

（二）接触机会

用作树酯的溶剂，韧化剂和有机合成中间体。

（三）临床表现

碳酸二甲酯对皮肤有刺激性，但未见人中毒的报道。

（四）诊断及鉴别诊断

根据职业接触史和临床表现，结合现场职业卫生学调查，综合分析，排除其他病因所致的类似疾病后，作出诊断。

（五）处理原则

主要是对症处理。

五、硫酸二甲酯

（一）理化特性

硫酸二甲酯（dimethyl sulfate）为无色或浅黄色透明油状液体，微带洋葱臭味，分子式 $C_2H_6O_4S$，相对分子质量 126.13，蒸气压（76℃）2.00kPa，闪点 83℃（开杯），熔点为 -31.8℃，沸点为 188℃，相对密度（20℃ /4℃）1.3283，蒸气密度 4.35g/L，18℃时易溶于水，迅速水解为硫酸和甲醇，随着温度上升则分解加快。稀碱液可使本品迅速水解，对金属无作用。低温时微溶于水，溶于醇和乙醚。遇明火、热源、氧化剂有燃烧爆炸危险。若遇高热可发生剧烈分解，引起容器破裂或爆炸事故。与氢氧化铵反应强烈。燃烧产物为一氧化碳、二氧化碳、氧化硫。

（二）接触机会

作为良好的甲基化剂主要用于制造染料、香料、药物、农药及有机合成等，也可用作提取芳香烃类的溶剂。

（三）临床表现

主要经呼吸道吸入，也可经口误食或经皮吸收。

眼刺激是出现最早、最突出的症状之一，上呼吸道刺激症状表现也较为突出，急性支气管炎、支气管周围炎是常见表现。重度中毒可有肺水肿。黏膜组织的坏死脱落是其急性中毒的特点，常见鼻黏膜和支气管黏膜脱落，支气管黏膜最长可达 10~14cm，呈树枝状。

1. 急性中毒　多因吸入本品蒸气所致。潜伏期通常为 1~8 小时，长者可达 6~12 小时，也有接触后立即出现症状，潜伏期越短症状越重。短期内接触其蒸气，初始仅有眼睛和上呼吸道刺激症状；经数小时至 24 小时，刺激症状加重，可有畏光、流泪、结膜充血、眼睑水肿、角膜炎、角膜上皮脱落等，以及咳嗽、胸闷、气急等呼吸系统不适症状，表现为急性咽喉炎、气管支气管炎或支气管周围炎；重者可出现喉头水肿、支气管黏膜脱落致窒息、肺水肿、急性呼吸窘迫综合征，并可并发皮下气肿、气胸。误服灼伤消化道。直接接触可致眼、皮肤灼伤，还可致过敏性皮炎。

2. 慢性影响　长期低浓度接触，可对眼、皮肤和上呼吸道黏膜产生刺激和腐蚀作用，表现为结膜炎、鼻炎、咽炎及呼吸道炎症，恢复较慢。

此外，本品还可损害肝、肾及心肌等，表现为不同程度的肝肾及心功能异常。

（四）诊断及鉴别诊断

根据短期内较大量的硫酸二甲酯职业接触史和眼、黏膜、皮肤刺激症状，及急性呼吸系统损害等临床表现，结合胸部 X 线检查结果，参考相关的实验室检查，结合现场职业卫生学调查，综合分析，排除其他类似疾病后，可作出急性硫酸二甲酯中毒的诊断。诊断分级应执行《职业性急性硫酸二甲酯中毒诊断标准》（GBZ 40—2002）。应与其他刺激性化学物急性中毒相鉴别。

（五）处理原则

急性中毒者应迅速脱离作业环境，立即脱去被污染的衣物，用大量流动清水冲洗污染的皮肤，至少 15 分钟。眼睛接触立即提起眼睑，用大量流动清水或生理盐水彻底冲洗至少 15 分钟。误服者可用水漱口，饮牛奶或蛋清。急救中应保持呼吸道通畅，静卧。如呼吸困难，给吸氧。如呼吸停止，立即进行人工呼吸。

临床救治主要是对症处理。对出现刺激症状的，应严密观察 24~48 小时，观察期要避免活动，卧床休息，保持安静。给予对症治疗，重点防治喉水肿及肺水肿。保持呼吸道通畅，可予雾化吸入，必要时进行气管切开术。肺水肿按内科处理原则救治，合理氧疗，并给予糖皮质激素。另外，注意眼部、皮肤灼伤治疗，预防感染，防治并发症，维持水电解质平衡。

（赵道昆）

第十二节 酰 胺 类

一、甲 酰 胺

（一）理化特性

甲酰胺（formamide）为无色液体，分子式 $HCONH_2$，相对分子质量 45.04，熔点 2.6℃，沸点 210℃，密度 $1.134g/cm^3$。不溶于醚类及含氯溶剂，微溶于苯，能与水、甲醇、乙醇、乙酸、丙酮、二氧六环、乙二醇、苯酚和低级酯混溶。在室温下甲酰胺的水解速度很慢，提高温度或加入酸、碱，均可使水解加速。甲酰胺能强烈腐蚀铜、黄铜、铅、橡胶，所以贮存及运输时应注意。

（二）接触机会

甲酰胺具有活泼的反应性和特殊的溶解能力，可用作有机合成原料、纸张处理剂、纤维工业的柔软剂、动物胶的软化剂，还用作测定大米中氨基酸含量的分析试剂。在有机合成中，医药方面的用途居多，在农药、染料、颜料、香料、助剂方面也有很多用途。

（三）临床表现

接触甲酰胺可出现眼睛、皮肤和呼吸道黏膜的刺激症状，敏感个体偶见皮肤过敏反应。

（四）诊断及鉴别诊断

依据高浓度甲酰胺接触史和以皮肤黏膜刺激症状为主的临床表现，结合作业现场卫生学调查资料等，排除其他类似疾病后，可作出诊断。

（五）处理原则

皮肤接触时，脱去污染的衣物，用肥皂水和清水彻底冲洗皮肤；眼睛接触时，提起眼睑，用流动清水或生理盐水冲洗；吸入中毒，应立即脱离现场至空气新鲜处，给予氧气吸入；口服中毒，催吐，洗胃。给予对症治疗。

二、N- 甲基甲酰胺

（一）理化特性

N- 甲基甲酰胺（N-methylformamide），纯品为无色透明黏稠液体，有氨味，易燃。分子式 C_2H_5ON，相对分子质量 59.07，熔点 -3.8℃，沸点 198~199℃，密度 1.011g/cm³。能与水、乙醇相混溶，微溶于苯、三氯甲烷和乙醚。能溶解无机盐类，具有吸湿性，在酸性或碱性溶液中容易分解。

（二）接触机会

N- 甲基甲酰胺可用作有机合成原料和中间体，用于农药杀虫剂、医药、人造革等的合成，以及用作化纤纺织溶剂等。此外，尚可利用 N- 甲基甲酰胺从烃类混合物中萃取芳香烃。

（三）临床表现

蒸气对眼睛、皮肤、黏膜和呼吸道有刺激作用。目前缺乏人体中毒的临床资料。

（四）诊断

根据接触 N- 甲基甲酰胺的职业史，出现眼、皮肤和呼吸道黏膜刺激症状，作出诊断。

（五）处理原则

皮肤、眼睛被污染时应立即用清水冲洗。

三、二甲基甲酰胺

（一）理化特性

二甲基甲酰胺（dimethyl formamide），为无色液体。纯二甲基甲酰胺没有气味，工业级或变质的二甲基甲酰胺则有鱼腥味。分子式（CH$_3$)$_2$NCHO，相对分子质量73.1，密度0.953g/cm^3，可溶于水和一般有机溶剂。二甲基甲酰胺在强碱如氢氧化钠或强酸如盐酸或硫酸的存在下是不稳定的（尤其在高温下），可水解为甲酸与二甲基胺。

（二）接触机会

二甲基甲酰胺既是一种用途极广的化工原料，也是一种用途很广的优良溶剂。可用于聚丙烯腈纤维等合成纤维的湿纺丝、聚氨酯的合成。在石油化学工业中，二甲基甲酰胺可作为气体吸收剂，用来分离和精制气体。农药工业中可用来生产杀虫脒；医药工业中可用于合成磺胺嘧啶、强力霉素、可的松、维生素 B$_6$ 等。

（三）临床表现

急性二甲基甲酰胺中毒以肝损害为主，少数可伴有急性糜烂性胃炎或急性出血性胃炎。临床上以亚急性发病较为常见，起病隐匿，多在接触14~60天出现乏力、食欲减退、恶心、呕吐，并有腹胀、腹痛等。体征可有腹部压痛、肝大、肝区叩痛、皮肤巩膜黄染等。

皮肤接触局部可见皮疹、肤色发白、水肿、水疱、破溃、脱屑等改变，并有麻木、瘙痒、灼痛。

（四）实验室检查

实验室检查可见肝功能异常，血清丙氨酸氨基转移酶升高、胆红素升高，B超检查可有肝脏肿大。上消化道内镜可见胃弥漫性或局限性的黏膜充血、水肿、糜烂。尿常规可见尿蛋白、尿潜血及尿胆原阳性等。尿中 N–甲基甲酰胺水平升高，可作为二甲基甲酰胺接触指标。

（五）诊断及鉴别诊断

根据短期内接触较大量二甲基甲酰胺的职业史，以肝脏损害为主的临床表现及有关实验室检查结果为主要依据，结合现场职业卫生学调查资料，经综合分析并排除其他原因引起的类似疾病，可作出急性二甲基甲酰胺中毒的诊断。诊断分级可执行《职业性急性二甲基甲酰胺中毒的诊断》（GBZ 85—2014）。应与急性胃肠炎、食物中毒、胆石症、病毒性肝炎及其他毒物、药物所致肝病等相鉴别。

（六）处理原则

脱离现场，脱去污染的衣物，皮肤污染时立即用清水冲洗，避免用碱性液体冲洗，以免产生二甲胺。无特效解毒药，可予保护肝脏、保护胃黏膜及解痉止痛等对症及支持治疗。

四、二甲基乙酰胺

（一）理化特性

二甲基乙酰胺（dimethyl acetamide），为无色、带有鱼腥味的液体。分子式 $CH_3CON（CH_3）_2$，相对分子质量 87.1，密度 $0.937g/cm^3$，沸点 166℃，溶于水、酒精、丙酮、苯、醚类。温度高于 350℃时，分解为二甲胺和醋酸。

（二）接触机会

二甲基乙酰胺作为重要的溶剂，广泛应用于石油加工和有机合成工业。

我国主要用作生产耐热纤维、塑料薄膜、涂料、医药、催化剂和丙烯腈纺丝的助剂；用作医药和农药工业原料（作为反应溶剂），合成抗菌素和农药杀虫剂；从碳八馏分分离苯乙烯的萃取蒸馏溶剂；石油化工中的催化剂，加速环化、卤化、氰化、烷基化和脱氢等反应。

（三）临床表现

二甲基乙酰胺是以肝脏为靶器官的毒物，患者可出现乏力、食欲减退、恶心、呕吐、腹胀等症状，查体可有腹部压痛、肝大、肝区叩痛、黄疸等。皮肤接触可出现烧灼感、局部烧伤、皮肤下蜂窝织炎等。

（四）实验室检查

实验室检查肝功能丙氨酸氨基转移酶、胆红素升高。尿中甲基乙酰胺水平可作为接触指标。

（五）诊断及鉴别诊断

二甲基乙酰胺在化学结构和理化性质上与二甲基甲酰胺类似，两者均易通过皮肤和呼吸道吸收，对人体造成相似的临床损害。职业性接触二甲基乙酰胺急性中毒的诊断可参照二甲基甲酰胺。

（六）处理原则

参照"二甲基甲酰胺"。以对症支持治疗为主，治疗重点是保护肝功能。

（吉 洁）

第十三节 腈 类

一、乙 腈

（一）理化性质

乙腈（acetonitrile）也称甲基腈，为无色有芳香味的液体，分子式

CH₃CN，相对分子质量 41.05，熔点 -45.7℃，沸点 81.6 ℃，蒸气密度为
1.42g/L，饱和蒸气压（27℃）13.33kPa，闪点 2℃，引燃温度 524 ℃，爆炸
极限 3.0%~16.0%。遇明火、高热或与氧化剂接触，能引起燃烧爆炸；与发
烟硫酸、氯磺酸、硫酸、硝酸、过氯酸盐发生剧烈反应而不能共存。溶于
水，亦易与乙醇、乙醚、丙酮、氯仿、四氯化碳、氯乙烯等混溶，水溶液不
稳定，可水解为醋酸和氨；乙腈受热则可释出 HCN。

（二）接触机会

乙腈系通过加热乙酰胺和冰醋酸混合液而制备，是重要的工业溶剂，
主要用作有机合成的介质，制造维生素 B₁ 等药物和香料。也可用作脂肪酸
萃取剂、酒精变性剂等。生产过程中可因接触其液体或蒸气而引起中毒。

（三）临床表现

乙腈蒸气具有轻度刺激性，在浓度较高情况下可以刺激眼睛、皮肤和
上呼吸道，出现发红、肿和疼痛感。大量吸入乙腈蒸气可引起急性中毒。潜
伏期长短主要和接触量有关，一般为 4~12 小时。主要表现为面色灰白、恶
心、呕吐、腹痛、腹泻、胸闷、胸痛、疲倦、乏力，严重者呼吸及循环系统
紊乱，呼吸浅慢而不规则，血压下降、脉搏细而慢、体温下降、阵发性抽
搐、昏迷、窒息死亡。此外，常可引起蛋白尿等肾损伤。

（四）实验室检查

及时测定血浆中 CN—，SCN—及乙腈含量，可作为接触乙腈的生物标
志物。

（五）诊断及鉴别诊断

根据明确的乙腈大剂量接触史以及神经系统、呼吸系统、消化系统损
害等为主的临床表现，相关实验室检查（血浆中 CN—，SCN—及乙腈含量
等）结果，结合现场卫生学调查资料，综合分析后，可作出急性乙腈中毒的
诊断。

急性乙腈中毒需注意与工作现场同时存在的其他工业毒物中毒相鉴别，
如有机溶剂、窒息性气体，并应与急性脑血管病、糖尿病昏迷等鉴别。

（六）处理原则

发生急性中毒事故时，应立即脱离中毒事故现场至空气新鲜处，必要
时给氧；脱去被污染的衣物，并用肥皂水和清水彻底冲洗皮肤；食入者应催
吐、洗胃等。及时给予解毒治疗。中毒程度轻者，可单用硫代硫酸钠解毒
剂。重者需要联用高铁血红蛋白生成剂。同时予自由基清除剂如谷胱甘肽、
维生素 C、维生素 E 等进行对症支持治疗，注意保护心、肺、脑功能，并合
理补液利尿，以加速毒物排出，减轻肾脏损伤。

二、丙　腈

（一）理化性质

丙腈（propionitrile;ethyl cyanide）又名乙基氰，为无色液体，有醚样气味，分子式 C_2H_5CN，相对分子质量 55.08，熔点 $-98℃\pm6℃$，沸点 97.1~97.4℃，相对密度 $0.78g/cm^3$，有一定蒸发性，蒸气密度 1.9g/L，饱和蒸气压 5.33kPa，闪点 2℃，爆炸下限 3.1%。遇热、明火、强氧化剂易燃；其蒸气比空气重，能在较低处扩散到相当远的地方，遇明火会引起回燃。燃烧分解产物为一氧化碳、二氧化碳和氧化氮。溶于水，40℃在水中的溶解度为 12%；溶于乙醇、乙醚、二甲基甲酰胺等有机溶剂。受热时可分解 HCN。

（二）接触机会

丙腈主要用于有机合成、腈纶生产以及用作溶剂等。在生产和使用过程中可接触本品。加热钡-硫酸乙酯和氰化钾，蒸馏即得本品。

（三）临床表现

本品的毒性比乙腈更强。急性中毒，轻者出现头痛、头晕、乏力、胸闷、呼吸困难、心悸、恶心、呕吐等。重者前驱期症状有上呼吸道刺激、呼吸加快、头痛、头晕、胸闷；呼吸困难期出现血压上升、脉速、心悸、皮肤呈鲜红色、胸部压迫感、呼吸困难、发绀、昏迷等；麻痹期有持续昏迷、全身肌肉松弛、呼吸心跳停止进而死亡。眼睛和皮肤接触可致灼伤，吸收后可引起中毒。

（四）实验室检查

尿中硫氰酸盐，血浆中 CN—含量等测定可作为接触指标。

（五）诊断及鉴别诊断

依据明确的丙腈接触史和以轻度刺激症状、呼吸困难症状及麻痹症状等为主的临床表现，相关实验室检查（如尿中硫氰酸盐，血浆中 CN—含量等）结果，结合现场职业卫生学调查资料，并注意与其他有类似作用的毒物中毒或某些疾病相鉴别，综合分析后，可作出急性中毒的诊断。

（六）处理原则

参见"乙腈"。

三、丁　腈

（一）理化性质

丁腈（butyronitrile）又名正丙基腈、正丁腈，为无色有刺激性气味的液体，分子式 $CH_3CH_2CH_2CN$。相对分子质量 69.11，熔点 $-112.6℃$，沸点

116~117℃，相对密度 0.80g/cm³，有一定的蒸发性，蒸气压为 5.33kPa，闪点 21℃，引燃温度 501℃，爆炸下限 1.6%。遇热、明火、氧化剂易燃爆炸。燃烧分解产物为一氧化碳、二氧化碳和氧化氮。微溶于水，溶于乙醇、乙醚等有机溶剂。

（二）接触机会

丁腈主要用于化学药品合成及作为中间体。在相关生产和使用过程中可接触本品。

（三）临床表现

急性中毒刺激眼、皮肤和呼吸道，可出现头晕、恶心、呕吐、无力、气急、呼吸困难、震颤、血管扩张、血压下降、意识模糊等，严重者抽搐、昏迷、甚至死亡。可出现迟发性反应，应进行医学观察。

（四）实验室检查

尿中硫氰酸盐，血浆中 CN—含量测定可作为接触指标。

（五）诊断及鉴别诊断

依据明确的丁腈接触史以及相关的临床表现和实验室检查（如尿中硫氰酸盐，血浆中 CN—含量等）结果，结合现场卫生学调查资料，并排除其他有类似表现疾病，综合分析后可诊断。

（六）处理原则

参见"乙腈"。

四、戊　　腈

（一）理化性质

戊腈（pentanenitrile），为无色液体，分子式 C_5H_9N，相对分子质量 83.13，熔点 –96.2℃，沸点 141.3℃，相对密度 0.80，蒸气相对密度 2.40，饱和蒸气压（30℃）1.33kPa，闪点 40℃。遇热、明火易燃。燃烧分解产物为一氧化碳、二氧化碳和氮氧化物。不溶于水，溶于乙醇、乙醚等有机溶剂。

（二）接触机会

戊腈主要用作溶剂。在相关生产和使用过程中可接触本品。

（三）临床表现

急性中毒刺激眼、皮肤和呼吸道，可出现无力、气急、震颤、血管扩张、血压下降，严重者抽搐、昏迷、甚至死亡。

（四）实验室检查

尿中硫氰酸盐，血浆中 CN—含量测定可作为接触指标。

（五）诊断及鉴别诊断

依据明确的戊腈接触史、临床表现和实验室检查（如尿中硫氰酸盐，血浆中 CN—含量等）结果，结合现场卫生学调查资料，并注意与其他有类似作用的毒物中毒或某些疾病相鉴别，综合分析后可诊断。

（六）处理原则

参见"乙腈"。

（张颖轶）

第十四节　杂环类化合物

一、吡　咯

（一）理化性质

吡咯（pyrrole）别名氮（杂）茂，新鲜制品为无色液体，在微量氧作用下变成淡黄色或棕色液体，具有氯仿样气味，化学式 C_4H_5N，相对分子质量为 67.09，相对密度为 0.9691，蒸气密度 2.31g/L，熔点为 –24℃，沸点（101.3kPa）130~131℃，闪点 39℃，燃点 310℃，本品是高闪点易燃液体。难溶于水，易溶于醇、苯、醚和无机酸溶液，可与其他有机溶液混溶。

（二）接触机会

检验金、亚碘酸和硅酸，测定铬酸盐、碘酸盐、汞、亚硒酸、硅和矾等职业可接触吡咯。制药及化工合成工业中用本品作为中间体。

（三）临床表现

吡咯属低毒类。吡咯蒸气具有麻醉作用，吸入后可抑制中枢神经系统，导致麻痹，并可引起体温持续升高。

迄今尚未有职业中毒病例报道。

二、吡　啶

（一）理化性质

吡啶（pyridine）为无色而有特殊臭味、辛辣味的液体，具有弱碱性，分子式 C_5H_5N，相对分子质量 79.1，相对密度 0.98g/cm³，熔点 –42℃，沸点 115.5℃，蒸气密度 2.72g/L，蒸气压（25℃）2.67 kPa，闪点 20℃，燃点 482℃。易燃、易爆、空气中爆炸极限为 1.8%~12.4%。能与水、醇、醚、石油醚、苯和油类等多种溶剂混溶，能溶解多种有机化合物与无机化合物。

（二）接触机会

用于医药合成原料，在许多化学合成工业中用作溶剂、酒精的变性剂。

其他如染料、纺织、皮革、炸药制造、制药、农药、橡胶及油漆工业亦可接触本品。

（三）临床表现

1. 急性中毒

（1）口服中毒：多属意外事故所致。可出现恶心、呕吐、心前区痛、腹痛、咽部阻塞感、轻度发绀、体温升高、脉搏呼吸加快，严重者出现谵妄、躁动、虚脱及肺水肿等表现。

（2）吸入中毒：蒸气具有强烈刺激性，吸入20分钟即可出现流泪、喉痛、咳嗽等眼和上呼吸道刺激症状，停止接触后，症状可持续3~5小时。低浓度吸入，可出现暂时性恶心、呕吐、厌食、腹泻及腹痛。高浓度吸入后，轻者有欣快或窒息感，并有头晕、头胀、口苦、咽干、肌无力、步态不稳、心悸、恶心、呕吐等。严重者可有呼吸困难、呕吐及中枢神经系统抑制症状，甚至出现意识模糊、大量呕吐、大小便失禁，强直性抽搐、昏迷、血压下降。病情恢复缓慢，中毒后可见到视、听力及记忆力减退。

2. 慢性影响　可出现神经系统及胃肠道的症状，如头痛、头晕、失眠、易激动、记忆力减退、消化功能紊乱等，极少数人可出现肝、肾损害。

3. 局部作用

（1）对皮肤有刺激作用，可引起皮炎、灼痛、脱脂、皲裂和湿疹样改变，并可引起光敏性皮炎。

（2）眼部损伤可出现眼痛、异物感、畏光、流泪等刺激症状和不同程度的视力减退。眼部体征以眼睑水肿、痉挛、球结膜水肿、充血、角膜上皮剥脱、水肿、混浊及睫状体充血为主。

（四）实验室检查

急性中毒可见红细胞、中性粒细胞增加，伴核左移；继之粒细胞减少，淋巴细胞相对增加。

（五）诊断及鉴别诊断

根据明确的吡啶接触史，以及临床表现和相关实验室检查结果，结合现场卫生学调查资料，综合分析，排除其他相关疾病，可作出急性中毒的诊断。

急性中毒有意识障碍者应注意与其他原因引起的脑病相鉴别。

（六）处理原则

发生急性中毒时应迅速脱离现场，移至空气新鲜处，除去污染衣物，漱口，保持呼吸道通畅，保暖、安静，对症处理。有报道吡啶与维生素 B_1 有抗拮作用，故主张用维生素 B_1 治疗。

当皮肤与眼部污染时应用大量清水或 1% 维生素 C 溶剂冲洗，局部可用抗生素眼膏。

三、甲基吡啶

（一）理化性质

甲基吡啶（methyl pyridine）别名皮考林，为带有特殊臭味的碱性无色液体，相对分子质量 93.12，沸点 128.8~143.5℃，熔点 –70℃，蒸气压 1.33 kPa（24℃）。都属于易燃气体。均能与水、乙醇、乙醚等混溶，能溶解多种有机化合物。甲基吡啶有 3 种异构体，包括 2- 甲基吡啶（α- 皮考林、2-methyl pyridine、α-picoline、2-picoline）、3- 甲基吡啶（β- 皮考林、3-methyl pyridine、β-picoline、3-picoline）和 4- 甲基吡啶（γ- 皮考林、4-methyl pyridine、γ-picoline、4-picoline）。

（二）接触机会

甲基吡啶主要是在化学合成中用作特殊溶剂或中间体，用于医药、染料、农药、合成树酯和化肥增效剂的原料。3- 甲基吡啶和 4- 甲基吡啶还可作为橡胶硫化促进剂。

（三）临床表现

接触大量甲基吡啶可见疲乏、嗜睡症状，严重者出现步态不稳、短暂意识丧失、双侧瞳孔大小不等、一过性面瘫等神经系统表现。还可出现体重减轻、腹泻、虚弱、运动失调和意识不清等。

（四）实验室检查

可出现尿中尿胆原增多，血清胆红素增高。

（五）诊断及鉴别诊断

有明确的甲基吡啶接触史以及相应的临床表现和实验室检查结果，结合现场卫生学调查资料，综合分析，排除其他相关疾病后，可作出诊断。

（六）处理原则

脱离接触后，经对症处理，症状即可消失。

四、吗　啉

（一）理化性质

吗啉（morpholine）又名四氢 –1，4- 噁嗪（tetrahydru–1，4–oxagine）为无色挥发性油状吸湿液体，中强碱性，具氨气样气味，相对分子质量为 87.12，沸点为 128.94℃，熔点为 –5℃，相对密度（20℃/4℃）为 0.9994，蒸气压（20℃）0.93 kPa，闪点 35℃，燃点 310℃，爆炸极限 1.4%~11.2%，

属于易燃气体。易溶于水，能溶解丙酮、苯、乙醚、甲醚、乙醇、乙二醇、2-己酮、蓖麻油、柿子油、松节水、松酯等。

（二）接触机会

广泛用作树酯、染料、蜡、虫胶等的溶剂。也可作为防腐剂、中和剂、洗涤剂、增塑剂、润滑剂、乳化剂、抗氧剂、药剂等。也用作橡胶硫化促进剂、表面活性剂及有机合成中间体等。

（三）临床表现

1. 急性中毒　吸入本品蒸气或雾可对呼吸道黏膜产生强烈刺激，出现咳嗽、咽喉红肿和疼痛，但停止接触后可恢复。大量高浓度吸入可引起支气管炎、肺炎、肺水肿，严重者可致死。

接触吗啉可致短暂的角膜水肿和视物模糊，第二天可消失。皮肤接触可致皮炎，甚至灼伤。误服少量原液，可产生咽部疼痛，喉头黏膜红肿，大量摄入可致死。

2. 慢性影响　长期反复接触可能损害肝脏和肾脏。

（四）实验室检查

急性中毒患者胸片可见支气管炎、肺炎等改变。

（五）诊断

根据明确的吗啉接触史、相应的临床表现和实验室检查结果，结合职业卫生学调查资料，综合分析，排除其他相关疾病，可作出诊断。

（六）处理原则

经呼吸道吸入高浓度吗啉时，应立即脱离现场，将患者转移至安全区空气新鲜处，脱去污染衣物，漱口，保持呼吸道通畅，保暖、安静。皮肤污染或眼部溅入后，应迅速用大量清水冲洗，至少 15 分钟。呼吸困难者吸氧，必要时进行人工呼吸。误服少量吗啉，用水或牛奶作稀释即可，摄入大剂量时，因本品对消化道有腐蚀作用，洗胃操作时要加倍小心。给予对症支持治疗。

五、呋　喃

（一）理化性质

呋喃（funan）为一种带有氯仿气味的无色液体，分子式 C_4H_4O，相对分子质量为 68.07，沸点为 31.36 ℃，相对密度（19.4℃/4℃）0.9371g/cm³，蒸气密度为 2.35，爆炸极限 2.3%~14.3%，闪点 -35℃。极易溶于醇和醚，不溶于水。极易燃，易氧化。

（二）接触机会

在高温下将糠醛催化脱羰而得。呋喃在高聚物的合成中用作树酯的溶剂，亦可用于油酯的萃取和制备四氢呋喃。

（三）临床表现

呋喃蒸气具有麻醉性，吸入较高浓度蒸气可引起中枢神经系统抑制症状，长期吸入可以引起肝脏脂肪性变。长期接触呋喃化合物者，其手、足尤其是足跖可出现黄褐色色素沉着。尚未见职业中毒报道。

（四）诊断

根据明确的呋喃接触史，结合相应的临床表现和实验室检查结果，以及现场职业卫生学调查资料等，进行综合分析，可作出诊断。

（五）处理原则

将患者转移至安全区空气新鲜处，除去污染衣物，漱口，保持呼吸道通畅、保暖、安静。皮肤污染或眼睛污染，应迅速用大量清水冲洗，至少15分钟。对症处理，注意保护肝脏。

六、四 氢 呋 喃

（一）理化性质

四氢呋喃（tetrahydrofunan）又称呋喃烷，或二乙烯氧。为一种带有乙醚气味的液体，分子式（CH_2）$_4$O，相对分子质量为72.1，熔点 −108.5℃，沸点为66 ℃，密度0.8892g/m³。能与水、醇、醚、酮、酯及烃类化合物混合。

（二）接触机会

主要用于油漆稀料、合成树酯、油漆、塑料、合成纤维和药品的制造。

（三）临床表现

四氢呋喃具有麻醉性，并可刺激皮肤、黏膜。吸入蒸气可引起头痛、头晕、恶心、耳鸣、视物模糊、咳嗽、胸痛、呼吸困难等。

长期吸入较高浓度四氢呋喃，可引起失眠、结膜充血、头痛、头晕、乏力、口干、食欲减退、舌根发硬、四肢发麻、嗅觉错误或减退等。

（四）实验室检查

尿中四氢呋喃含量测定可作为接触指标，协助诊断。

（五）诊断及鉴别诊断

根据明确的四氢呋喃接触史，结合相应的临床表现和实验室检查结果，以及现场职业卫生学调查资料等，进行综合分析，可作出诊断。

（六）处理原则

将患者转移至安全区空气新鲜处，给予对症处理。

第十五节　含硫化合物

一、二硫化碳

（一）理化性质

二硫化碳（carbon disulfide）纯品为清澈无色带有芳香甜味的液体，工业品呈微黄色，并有烂萝卜气味。分子式 CS_2，相对分子质量 76.14，熔点 -110.8℃，沸点 46.5℃，密度 1.2632g/cm³，蒸气密度 2.64，饱和蒸气压（28℃）53.32kPa，闪点 -30℃。在室温下易于挥发，能与空气形成易爆混合物，爆炸上限及下限为 50% 和 1%。二硫化碳液体属于易燃、易爆化学品，能产生静电引起爆炸，于 130~140℃时可以自燃。本品易溶于酒精、苯和醚中，微溶于水。

（二）接触机会

二硫化碳主要应用于生产黏胶纤维、玻璃纸和橡胶硫化等工业。也应用于制造四氯化碳、防水胶、谷物熏蒸、精制石蜡、石油以及作为溶剂用于溶解脂肪、清漆、树酯等。由于二硫化碳对于金属和木质都有腐蚀作用，故生产设备易受腐蚀而发生跑、冒、滴、漏，可逸出不同浓度的二硫化碳。二硫化碳由硫的蒸气与燃烧的碳作用而制得，故在制造过程中，也可有大量二硫化碳蒸气逸出，若防护不当可发生中毒。

（三）临床表现

1. 急性中毒　意外事故和高浓度环境下短时间内吸入大量二硫化碳蒸气可引起急性中毒，主要损害中枢神经系统，表现为中毒性脑病。

轻度中毒者可有头痛、头晕、恶心和眼、鼻、上呼吸道刺激症状，或出现酒醉样感、步态不稳，也可出现轻度意识障碍等。

重度中毒可呈短时间兴奋，继之出现谵妄、躁狂、强烈兴奋、意识丧失，伴有强直性及阵挛性抽搐。脑水肿严重者可出现颅内高压表现、瞳孔缩小、脑干反射存在或迟钝、病理反射阳性、甚至发生呼吸中枢麻痹而死亡。少数患者可发展为植物状态。严重中毒可遗留神经衰弱综合征，中枢神经永久性损害。

皮肤接触后，局部出现红肿或类似灼伤样改变。

2. 慢性中毒　长期密切接触较低浓度二硫化碳可引起慢性中毒。早期表现为中枢神经系统功能异常，如类神经症状和自主神经功能紊乱等。轻者有头痛、头晕、失眠、多梦、乏力、记忆力减退、情绪障碍、易激动以及食欲减退、心悸、盗汗、手心多汗和性功能减退。重者上述症状加重，出现精神症状，表现为易怒、恐惧、抑郁、定向力障碍、躁狂、妄想状态。部分患者出现帕金森综合征、假性球麻痹或椎体束损害，常合并动脉硬化的表现，可有认知功能和智力的减退。

患者常有周围神经损害表现，如四肢远端麻木、下肢无力、腓肠肌疼痛、并可有手套、袜套样分布的痛觉、触觉或音叉振动觉障碍，同时有跟腱反射减弱或消失。重者运动障碍，行走困难，四肢远端肌肉萎缩。

既往曾报道，多年接触后出现球后视神经损害、视神经萎缩、中心性视网膜炎、眼底微血管动脉瘤和血管硬化。

长期接触还可导致脂质代谢异常，动脉粥样硬化，尤其是大脑、肾和心脏的动脉血管硬化。此外，还可影响生殖系统。

（四）实验室检查

尿中 2- 硫代噻唑烷 -4- 羧酸（TTCA）含量与接触空气中二硫化碳浓度有较好的相关关系，故尿中 TTAC 测定可作为监测二硫化碳的接触标志物，反映近期接触二硫化碳的情况。

慢性中毒患者神经 – 肌电图检查可见失神经电位等神经源性损害或周围神经传导速度减慢。重度中毒脑电图可显示慢波增多的异常，脑影像学检查可发现脑萎缩。

（五）诊断及鉴别诊断

依据短期接触高浓度二硫化碳或长期密切接触二硫化碳的职业史，出现以中枢神经或周围神经损害为主的临床表现，以及相关实验室检查结果，结合现场职业卫生学调查资料，综合分析后可作出急性或慢性中毒的诊断。慢性中毒的诊断分级应执行《职业性慢性二硫化碳中毒诊断标准》（GBZ 4—2002）。

急性中毒需与中枢神经系统感染、代谢障碍疾病、急性脑血管病、脑外伤、或精神病等鉴别。轻度慢性中毒的诊断需排除社会心理因素和其他躯体疾患包括脑动脉硬化、甲状腺功能亢进、肾上腺皮质功能减退、高血压病、冠心病等，以及某些精神病早期所引致的类神经症。重度慢性中毒者应与脑退行性疾病、血管性痴呆等鉴别。诊断慢性二硫化碳中毒周围神经病时，需排除药物和其他化学物（如砷、氯丙烯、丙烯酰胺和正己烷等）中毒及糖尿病等疾病引起的周围神经损害。

（六）处理原则

急性中毒立即脱离二硫化碳接触，将患者转移至安全区空气新鲜处，除去污染衣物，漱口，保持呼吸道通畅，保暖、安静；清洗污染的皮肤，吸氧；积极防治脑水肿，保护重要脏器功能，可给予三磷腺苷、细胞色素 C 等改善脑组织代谢的药物以及其他对症支持等综合治疗。

慢性中毒出现周围神经病者，可用 B 族维生素、能量合剂，并辅以体疗、理疗等对症支持治疗。

二、甲硫醚

（一）理化性质

甲硫醚（dimethyl sulfide;methyl sulfide）别名二甲硫，为无色液体，有不愉快气味，相对分子质量 62.13，熔点 -98.27℃，沸点 38.0℃，相对密度 0.85，蒸气相对密度 2.14，饱和蒸气压（25℃）64.64kPa，闪点 -46.78℃，引燃温度 206℃，爆炸极限 2.2%~19.7%。遇明火、高热极易燃烧爆炸。不溶于水，溶于乙醇、乙醚等多数有机溶剂。

（二）接触机会

甲硫醚主要用作有机化合物、树酯和一些无机物的溶剂，也可作催化剂。在相关生产和使用过程中可接触本品。

（三）临床表现

蒸气对鼻、喉有刺激性，引起咳嗽和胸部不适。持续或高浓度吸入出现头痛、恶心和呕吐。液体或雾对眼睛有刺激性。可引起接触性皮炎。

（四）诊断及鉴别诊断

依据明确的甲硫醚接触史、临床表现及相关实验室检查结果，结合现场职业卫生学调查资料，并注意与其他有类似作用的毒物中毒或某些疾病相鉴别，综合分析后可诊断。

（五）处理原则

在治疗上无特效解毒剂，以一般支持、对症治疗为主。

（缪荣明　房中华）

第三章

有机溶剂职业危害的防护

有机溶剂职业危害的预防与控制措施遵循"层级控制"的原则。我国和欧洲、美洲的一些国家对"控制层级"的规定，均要求首先从职业危害的源头即最高层级进行控制，尽可能优先采用无毒或低毒物质。一般较系统的防护措施包括工艺上的改进、工程防护、个人防护和制度保障等方面。

不同有机溶剂的毒性和对人体的危害程度有所不同。因此，首先要求在工艺上尽量用无毒代替有毒，低毒代替高毒。消除和替代毒性物质的控制措施可以真正体现源头控制的原则；简单、高效的源头控制始终是首选的控制措施，但由于工艺上的限制等客观原因，有害物质的直接消除和替代往往难以如愿，因此，工程防护显得尤为重要。在设计阶段，工程控制和通风设施的落实通常不会明显增加工程成本，但如果不在设计阶段落实这些设施，往往在以后需要为获得有效的控制效果而付出更大代价。应尽量采用密闭化、管道化、机械化和自动化操作，尽可能使有害物质与操作者隔离。为避免密闭系统跑冒滴漏现象，应用通风系统作为整个密闭系统的补充措施，使密闭系统保持一定的负压以确保其完全密封。

作业场所通风设计也应做出相应调整。当作业场所或作业点发生的有机溶剂蒸气浓度很高（常常超过接触限值）、没有温差（恒温）、没有来自人员走动和机器运转等干扰气流，则宜采用底层抽排的局部排风设计。但实际工作中这种工作场所不多见，且产生的有机溶剂蒸气浓度一般不会很高，蒸气体积相对于整个工作场所空气体积来说非常小，基本上可以忽略，有机溶剂蒸气与空气混合气的密度与空气密度几乎一致，可长时间漂浮在工作场所的空气中。这提示在大多数工作场所中，常态气流会混合在一起，不会在地面形成一层"比空气重"的蒸气。因此，在局部有机溶剂有害气体抽排设计上可根据实际情况考虑采用下侧排风或加罩上排的局部抽排风设计。另外，工作场所应提供便捷的淋浴和洗眼设施，配备相应品种和数量的消防器材及泄漏应急处理设备等。在工作场所中应严禁吸烟，远离火种、热源，并避免与氧化剂接触；使用防爆型通风系统和照明等设备；灌装时控制流速，最好设接地，防止静电积聚；搬运时要轻装轻卸。

管理控制主要着眼于工作过程、制度和劳动者的行为，工厂应有相应的职业安全卫生管理制度以培训并规范劳动者的操作，并保障工程防护设施的正常运转和个人防护用品的有效使用，注意工作场所的清洁卫生管理，避免增加二次污染致皮肤意外接触或吸收的可能性。若工程控制效果不佳，除应充分做好个人防护外，宜采取适当的物理隔离（间距隔离）和时间隔离（轮换岗位、脱离接触）措施。

个人防护上主要注意穿戴防静电的衣服、鞋和帽子，戴防护眼镜、防毒口罩和防护手套。个人防护用品是最低层级的控制措施，也是作业工人防止职业危害的最后一道防线，需强调的是，防护用品应合理选购、配置和正确使用，在某些情况下，过度使用可能会影响工人准确察觉工作环境危险的能力，危及健康甚至生命。

管理措施的落实和个人防护用品的使用效果与劳动者的配合密不可分，因此，这些措施的制订需充分考虑劳动者的依从性、可接受性以及劳动者态度和行为的不确定性和不可预测性，特别是呼吸保护计划的制定，要求应参考更多的因素，包括接触时间与频率、设备运行与维护、劳动者培训等。特别需要注意的是，如果将保护呼吸作为主要的控制措施，其一旦失效，则没有挽回的余地。

警示标识指在工作场所设置的可以使劳动者对职业病危害产生警觉，并采取相应防护措施的图形标识、警示线、警示语句和文字等。有机溶剂工作场所常用的警示标志见表3-1。

表3-1　有机溶剂工作场所常用警示标识

名称	图形符号	标识种类	设置范围和地点
当心中毒		警告标识	使用有毒物物品作业场所
禁止入内		禁止标识	可能引起职业病危害的工作场所入口处或泄险区周边；或可能产生职业病危害的设备发生故障时，或维护、检修存在有毒物品的生产装置时，根据现场实际情况设置

续表

名称	图形符号	标识种类	设置范围和地点
注意通风		指令标识	存在有毒物品需做通风处理的作业场所
穿防护服		指令标识	需穿防护服的作业场所
戴防毒面具		指令标识	可能产生职业中毒的作业场所
戴防护手套		指令标识	需对手部进行保护的作业场所
戴防护镜		指令标识	对眼睛有危害的作业场所

（张颖轶）

参 考 文 献

1. 何凤生 . 中华职业医学 . 北京 : 人民卫生出版社 , 1999.

2. 江朝强 . 有机溶剂中毒预防指南 . 北京 : 化学工业出版社 , 2006.

3. 赵金垣 . 临床职业病学 .3 版 . 北京 : 北京大学医学出版社 , 2017.

4. 黄金祥 . 职业中毒诊断医师培训教程 . 北京 : 化学工业出版社 , 2014.

5. 朱秋鸿 , 黄金祥 . 新发布职业中毒诊断标准 // 职业病诊断标准实施指南 : 第 1 卷 . 北京 : 科学出版社 , 2017.

6. 张维森 . 烃类有机溶剂职业病危害的预防与控制 . 中国工业医学杂志 , 2008 , 21(2):129–131.

7. 张维森 , 江朝强 , 刘丽芬 . 卤代烃类有机溶剂理化特性及其职业危害防护 . 中华劳动卫生职业病杂志 , 2010 , 28(10):792–794.

8. 朱晓莉 , 李安 , 郝凤桐 . 急性有机溶剂中毒病因及发病特点分析 . 中华劳动卫生职业病杂志 , 2012 , 30(2):123–125.

9. 徐希娴 , 万伟国 . 急性甲苯中毒的研究进展 . 工业卫生与职业病 , 2014 , 40(5):286–389.

10. 宋秀娟 , 檀国军 , 刘春燕 , 等 . 二氯甲烷中毒患者四例的临床及影像学特点 . 中华神经科杂志 , 2007 , 40(5):335–336.

11. 缪荣明 , 石亚娟 , 朱宝立 , 等 . 职业接触 1- 溴丙烷对接触工人神经电生理的影响 . 中华劳动卫生职业病杂志 .2015 , 33(5):355–357.

12. 张毅南 , 王福祥 , 张国辉 , 等 . 碘甲烷急性中毒研究进展 . 中国职业医学 , 2013 , 40(5):461–464.

13. 朱秋鸿 , 黄金祥 , 孟聪申 . 急性氯乙酸中毒研究进展 . 中国工业医学杂志 .2009 , 22(4):275–278.

14. 夏玉婷 , 陈晓东 , 王彩生 , 等 . 二甲基甲酰胺毒性的研究进展 . 环境与健康杂志 , 2011 , 28(9):842–845.

15. 杨凤 , 贾晓东 . 二甲基乙酰胺的毒性特点与职业危害研究进展 . 环境与职业医学 , 2011 , 28(11):701–703.

16. 王贞 , 何金彩 . 丙酮中毒性脑病一例 . 中华神经科杂志 , 2013 , 46(3):211–212.

17. 王晓彤 , 李艳萍 . 急性混苯合并丁酮中毒 1 例报告 . 中国工业医学杂志 , 2008 , 21(2):90–91.

18. Raphael M, Nadiras P, Flacke-vordos N.Acute methylene chloride intoxication——a case

report on domestic poisoning.Eur J Emerg Med,2002,9:57–59.

19. Sergey Zakharov,Jan Rulisek,Olga Nurieva,et al.Intermittent versus continuous renal replacement therapy in acute methanol poisoning:comparison of clinical effectiveness in mass poisoning outbreaks.Annals of Intensive Care,2017,7(1):1–11.

20. KOH D H,JEON H K,LEE S G,et al. The relationship between low–level benzene exposure and blood cell counts in Korean workers. Occup Environ Med,2015,72(6):421–427.

21. Kouzoupis A V,Konstantakopoulos G,Oulis P,et al. A case of severe toluene with drawal syndrome treated with clonazepam. J Neuropsychiatry Clin Neurosci,2010,22(1):16–17.

22. Caitlin Demarest,Josh Torgovnick,Nitin K.Sethi,et al.Acute reversible neurotoxicity associated with inhalation of ethyl chloride:A case report.Clinical Neurology and Neurosurgery,2011,113(10):909–910.

23. Chiu WA,Jinot J,Scott CS,et al.Human health effects of trichloroethylene:key findings and scientific issues.Environ Health Perspect,2013,121(3):303–311.

24. Slaughter RJ,Mason RW,Beasley DMG,et al.Isopropanol poisoning.Clin Toxicol,2014,52(5):470–478

25. R Miao,B Ding,Y Zhang.Large–scale label–free proteomicsanalysis ofoccupational poisonedpatients of 1–bromopropane,workersexposed to 1–bromopropane and healthy individuals.Human and Experimental Toxicology,2017,1:1–10.